日本の医療 この人を見よ

「海堂ラボ」vol.1

海堂 尊
Kaido Takeru

PHP新書

「海堂ラボ」とは何だったのか

「海堂さんが興味のある方をお招きして、自由にお話を伺う、そんな番組をやりませんか」
CS朝日ニュースターのプロデューサー、鈴木正晴さんからそんな申し出があったのは、二〇一〇年の初夏だった。

びっくりした。

当時私は、一年間出演したフジテレビ朝の情報番組「とくダネ！」のコメンテーターを辞めた直後だった。興味本位で出演を承諾したが、三十秒コメントの断続発信では何も届かないということを思い知らされていた。なぜか私が出演する隔週月曜日には医療ネタがほとんどなかったということもフラストレーションの元だった。

当時も今も、医療はメディアによって叩かれやすい存在である。ああした番組を内部から見ながらいつも、医療の素晴らしい先生たちを徹底的にご紹介できれば、こんな空気を吹き飛ばせるのに、と忸怩《じくじ》たる思いを抱いていた。

そうしたインタビュー形式の連載企画を某出版社に持ちかけたこともあったが、権威あるその出版社はけんもほろろの回答だった。ニーズはないというのだ。

そんな中、降って湧いた話に、私は疑心暗鬼だった。だが話を聞くにつれて、面白そうに思えてきた。

トータル五十分の完パケ、撮り直しや編集なしの一発勝負。当然検閲もナシ。呼びたいゲストは私に一任してくれるという。

ほんとかよ、と思いながら、尋ねる。

「本当に検閲ナシでいいんですか？　番組中、厚生労働省がバカだから、なんて言っちゃうかもしれませんよ」

すると鈴木プロデューサーは大きくうなずく。

「全然構いません。この番組はスポンサーが付いていませんから、基本的に言えないことはありませんから」

後日、どこかの回で私は本当にぽろりと前述のような発言をしてしまったが、この時の鈴木さんの言葉通り、検閲なしのノーカットで流れたようだ。

かくのごとき経過を経て、「海堂ラボ」は、国境線のない自由闊達《かったつ》なトーク番組として、二〇一〇年十月にスタートした。収録は月一回、二名分。そして全36回の収録を経て一一年三月に、ＣＳ朝日ニュースターの社主が朝日新聞社からテレビ朝日に移行すると共に終了した。

我ながら素晴らしい番組だったと思う。

超絶的な自画自賛である。どれくらいそう思うかと言えば、最終回のゲストは私、海堂尊自らを招待したくらいだ。

こんな番組なら、喜んで出演したい。

そんな番組を作りたかったし、実際、そんな番組になったと自負している。

そうした番組になったのはひとえにゲストの素晴らしさに尽きる。「海堂ラボ」全36回、どのゲストも、「すごいでしょ、こんな人がいて、日本を支えてくれているんだぜ」と胸を張って言える方たちばかりだ。

不遜な言い方をすれば、これは「海堂コレクション」である。（ただし最終回は除く）

番組が立ち上がってしばらくして、ふと、この番組をこのまま放置してしまうのは、実にもったいないという気がしてきた。

映像番組は素晴らしいが、映像ゆえの弱点もある。見る場所が限定され、時間拘束も厳しい。たとえば、もう一度見てみたいと思っても、三本続けて見るのはかなりキツい。

ではどうすればいいのか。

答えは瞬時に出た。

――「海堂ラボ」を本にしてもらおう。

その理由は私の本だからというわけではない。あくまで素晴らしいゲストの話を映像倉庫にしまいこんでしまうのが惜しいと思ったのだ。

そう考えたら、ただ本にするだけではもったいないとも思った。すぐに雑誌連載→書籍化、という流れを思いつく。

そこでお願いしたのがPHP研究所の月刊誌『Voice』だった。半年前、私は『Voice』の豊田さんからAiについて取材を受けていて、『Voice』には好感を持っていた。『Voice』は全体が「日本はみなさんが思っているより、ずっと素晴らしい国です、ほら、こんないいところがありますよ」という部分に光を当てていると感じられたからだ。

ともすれば評論家は辛口で悲観的なことばかり口にする。

それでは日本は明るくならないし、そもそも「海堂ラボ」の根本精神と合わない。

そんな中、『Voice』は他の雑誌とムードが違う。そしてありがたいことに連載となった。

続いて連載にあたり、執筆してくれるライターさんを指名させていただいた。

書評家の東えりかさんである。

東さんとはかつて『ジーン・ワルツ』（新潮社）刊行時に、月刊誌『波』誌上で対談させていただいたのがご縁である。『ナイチンゲールの沈黙』（宝島社）と『ジーン・ワルツ』の文庫解説もお願いしている。驚いたことに同じ中学校の先輩だということも判明した。かつては、文芸界の大御所である北方謙三先生の秘書もなさっていたとのことで、私にしてみれば、頭が上がらなさ三重苦みたいなお相手である。

……だからお願いした、というわけではもちろんない。

東さんがノンフィクション系の書評をされていて、農学部の畜産学科出身で医療関係に関し理解が深いということを知っていた。だから東さん以外にこの役は考えられず、東さんとセットでなければ企画自体ボツにしよう、という不退転の覚悟で交渉に当たった。

『Voice』は数多く積み重なる私の無理難題をクリアしてくれ、最終的に連載が開始したのは、番組放映開始から半年経った二〇一一年四月だった。連載はなかなか好評であちこちからお褒めの言葉をいただいている。

医療現場の声が、メディアを通じてまっすぐに届けられることはそんなに多いことではない、ということをみなさん、実感していたのだろう。

今回は第一期、十二名の方々にご登場いただいた。

計36回の海堂ラボのゲストの大半は私の旧知の方だが、二名ほどアシスタントの駒村さんの推薦してくれた方もいて、その回を私はひそかに「駒村ラボ」と呼んでいる。

この巻では、赤星先生の回がそれにあたる。

またこれまで私がお名前だけ存じ上げていたが、ラボを機縁にお呼びすることができた、私にとってラッキーな方もいらっしゃる。

「海堂ラボ」は終了したが、うまくいけば今後も『Vo･ice』での連載は続き、さらにうまくいけば、このシリーズの第二巻、第三巻として刊行されていくだろう。それはひとえに第一巻の成績次第だ。だから読者のみなさんが、続編が読みたいと思ったら、是非本書を購入していただきたい。でないと、みなさんは、貴重な日本の宝をむざむざと見捨ててしまうことになってしまう。と、読者を脅してみたりするのも、ゲストのみなさんの素晴らしい言葉をお届けしたい一心であるので、どうかご寛恕《かんじょ》いただきたい。

さて、この本では各章のおわりに、三つの特別付録がついている。

まず、ご本人直筆の一文『ゲストルーム』。

そして「海堂ラボ」の優秀なアシスタントである駒村多恵さんの『コマタエ後記』。

それから私のゲストに対する印象文、『カイドウ素描』。

駒村さんは知る人ぞ知る、美人アナウンサーで、かつてはアイドルスターでもあった（本人はこう言われるのを一番嫌がる）。人から話を引き出す名手でもあり、合いの手の達人で、番組ではずいぶん助けられた。

それだけではなく、去年あたりから「来年は『駒村ラボ』でいこうか」という声もちらほら出始めていたりする（まあ、その発信源は私だったりするわけだが）。

今も「海堂ラボ」番外編、控え室での雑談をレポした『駒村研究生の○○レポート』を朝日新聞の医療サイト「アピタル」に不定期連載しているが、私が見過ごしてしまったことを拾い上げていて、大変面白い。

ひねくれ海堂の人物評ばかりでなく、素直な旧アイドルのゲスト評もお楽しみいただければ、ゲストの肖像が立体的に浮かび上がること請け合いである。

「海堂ラボ」は、一年半の長きにわたり、多くの人に支えられて継続されてきた。

「海堂ラボ」という無謀な企画を提案し、成立させてしまった豪腕プロデューサー鈴木正晴さん、いつも山のようにフリップを作製し、きちんとした台本を作ってくれるのに、フリップの採用率は一割以下、台本通りに話が進んだことも皆無、縁の下の力持ちの白川貴弘ディレクター。本書の図版は白川さんの力作であり、ようやく日の目をみた彼の業績に、読者のみなさんも胸を熱くしていただきたい。そして適切な介助と、穏やかで明るい反応で私の毒気を中和してくれたアシスタントの駒村多恵さん。

書籍版・「海堂ラボ」もまた多くの人のお世話になっている。小説に関しては王様気分で勝手気ままな私も、この本に関しては謙虚に御礼申し上げたい。

連載を担当してくださった『Voice』の豊田絵美子さん、新書出版部の西村健さん、そして文章をまとめてくれた東えりかさん。

こうした多数の方のお力添えによって、ついにこうして「海堂ラボ」を書籍の形で世に出すことができた。

実に感無量である。

そうそう、一番感謝しなくてはならない相手をうっかり忘れていた。番組のスタジオに足を運んで、ご自分の過去と未来について、あますことなく伝えてくださったゲストの方々。この本はそうした方たちの言葉でできている。特に章タイトルはゲストの方々のモットーを、御自身で選んでもらった。その言葉は日本の未来に明るい希望の灯をともすことになるだろう。そのことを確信しつつ、ご挨拶を終わらせていただこうと思う。

それでは「海堂ラボ」、スタートです。

二〇一二年三月吉日

海堂　尊

目次

日本の医療　この人を見よ

「海堂ラボ」とは何だったのか 3

一人目
人の生命を等しく尊重する社会へ――國松孝次
ドクターヘリの最大のメリットは医師の現場急派による早期治療 21
各府県に少なくとも一機もってほしい 25
ドクターヘリの普及で医療費は軽減 30

二人目
Aiを活用し死から学び、医療に役立てる――山本正二
本当は医師も死因がわからない 40
読影には技術が必要 47
医療不信の払拭にも奏功 51

三人目
紅蓮《ぐれん》――国民に安心を、医療に信頼を――足立信也
なぜ外科医から国会議員になったのか 62
画期的な「診療報酬のプラス転換」に成功 67

ライフイノベーションを成長戦略の中枢に据えよ　72

四人目
〝超〟一流で日本一――北島康雄
国立大学病院に「赤字」の概念はなかった　80
スタッフの数を日本一にしたら儲けも日本一に　85
平均在院日数を減らす　89

五人目
動かなければいけないときは動く――堤　晴彦
埼玉県の交通事故死亡者数が激減した理由　100
事に当たるには出処進退に覚悟をもたねばいけない　106
救急医療の立て直しが医療崩壊を防ぐ　109

六人目
国民のために、正当な医療を守る――木ノ元直樹
医療裁判は泥沼化しやすい？　120
「医療の素人」が判決を下すという問題　124

解剖結果がつねに正しいとは限らない　128

七人目
より強く、より優しい治療を目指して——辻井博彦
悪いところに限定的に効く　138
手術が困難な部位の治療が可能　144
めざすは日帰り治療　151

八人目
最高の手術を——赤星隆幸
いま白内障は三～四分で治る！　162
器具も自ら開発　170
「無給でもいいので」と頼み込む　172

九人目
相対的な倫理よりも、患者の人生——根津八紘
代理出産とは？　182
実際の「代理母」は前向きで明るい　186

生殖医療は「相対的倫理観」である　188
「女性が働きながら子育てする時代」への適応を　190

十人目
犯罪対策は社会の大きな柱──藤田眞幸

臨床医とはどこが異なっているのか　200
警察と一緒に行動することが重要　205
法医学側はなぜ放射線科医主導のＡｉ導入に賛同できないのか？　208

十一人目
笑顔と思いやりは薬以上に大切なもの──大友仁

ほとんどの医師の行動は最善のものだった　218
災害時のほうが、手厚く診ることができる　225
心理的ストレス、資金不足……　228

十二人目
慰められるより慰めることに喜びを得る──香山リカ

悩みはつねにあったほうがいい　236

共感疲労と過覚醒状態　241
支援に行った方たちの穴埋めをすることも必要　245

一人目

人の生命を等しく尊重する社会へ

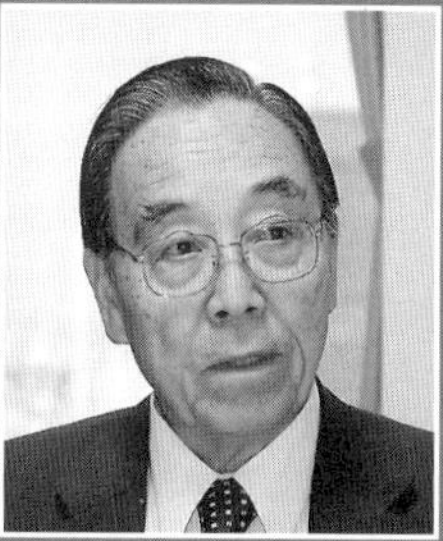

國松孝次（ドクターヘリ）

くにまつ・たかじ
認定NPO法人「救急ヘリ病院ネットワーク（HEM-Net）」理事長。
1937年静岡県浜松市生まれ。東京大学法学部卒業。1961年警察庁入庁後、警視庁本富士警察署長、在フランス日本国大使館一等書記官、内閣官房長官秘書官、大分・兵庫各県警察本部長、警察庁刑事局長などを経て、1994年警察庁長官、1997年退官。
1999年から駐スイス日本国大使を務め、2002年帰国。その後現職。

（2010年10月7日放送）

私は『チーム・バチスタの栄光』（宝島社／二〇〇六年）で小説家になったあと、さまざまなメディアで取材を受ける機会をいただいた。しかし、思うことを精一杯いわせてもらえることが少なくて、もどかしい思いも多くした。ゲストに思いっきり語っていただけるような場をつくりたい――それが、この連載を始めるにあたっての私の思いである（できることなら自分がゲストになりたいくらいだ）。

海堂尊は医師であるから、医療の実態を暴《あば》き出すために筆を取っていると思われることが多いが、じつはそれは「麗しき誤解」である。私はただ、面白くてカッコいい物語を書きたいだけ。そのモチーフは、どうしても自分のよく知っている医療にまつわる話になってしまうのだ。そして本連載も、医療関係のスペシャリストに、お話を伺っていくことになるのだが、普段なかなかお会いできない方々なので、多くの方に毎回お楽しみにしてほしい。

記念すべき第一回のテーマは「ドクターヘリ」。ドクターヘリについては、私は『ジェネラル・ルージュの凱旋』（宝島社／二〇〇七年）の執筆にあたって調べたことがあるのだが、実態をあまりご存じない方のほうが多いだろう。

ドクターヘリは、日本の救命医療発展にとても大きな役割を果たす。しかし、その普及には数々の障壁がある。今回、日本のドクターヘリの現状と課題について、元警察庁長官で、現在、認定NPO法人救急ヘリ病院ネットワーク（HEM−Net）理事長を務める國松孝次氏に、詳しい話を伺った。

ドクターヘリの最大のメリットは医師の現場急派による早期治療

まず基本的に、「ドクターヘリ」とはいったいどういうものなのだろうか。

國松「いちばんの特徴は、高速で移動できるヘリコプターを使って現場に医師を派遣し、医療行為を早く始めるということです。ドクターヘリは、時間との勝負である救急医療において、一刻も早く現場にドクターが行くための手段なのです」

通常、救急患者が発生した場合、まずは一一九に電話し、救急車の出動を要請する。しかし、さらに緊急を要する場合や僻地《へきち》などでは、ドクターヘリを使うことが多くなってきている。ここで、救急車とドクターヘリは、具体的にどのように違うのだろうか。

國松「救急車の場合、現場へ向かうのは医者ではない救急救命士です。そのため現場から病院までのあいだは、じつは医療行為はまだ始められていません。しかしドクターヘリの場合は、ヘリコプターに医師も搭乗します。つまり現場に直接ドクターが赴《おもむ》くことで、医療行為がより早く開始できるのです。患者を早く運ぶというだけがドクターヘリの機能ではありません」

國松氏の経歴でもっとも有名なのは、一九九五年に起きた、警察庁長官時代の狙撃事件だろう。あのとき、ドクターヘリは使われていたのだろうか。

國松「私の場合は救急車でした。東京は日本でいちばん医療の充実している場所ですから、撃たれてから三十分ほどで搬送先の病院に着きました。しかし、このことは東京という大都市では可能ですが、地方では難しい。『地方でも早く医療行為を開始できるためには、ドクターヘリを使って現場に医師を派遣し、迅速に病院に運ぶ仕組みをつくらなければ、医療格差はそのまま残ってしまう』と救命の恩人から説かれました。じつは私は、あの事件をきっかけに、ドクターヘリの全国普及のため動いているのです」

実際、地方の救急医療の状況はどうなっているのだろうか。

國松「たとえば北海道だと、札幌ですら危うい状況です。郡部へ行ったら医者はいないし、広大なところに救急車もあまりありません。やはりヘリコプターによる仕組みをつくらないことには、人の命は救えません」

ヘリコプターによる救命といっても、普段生活しているなかでは、なかなかイメージが湧きにくいかもしれない。では、ドクターヘリによる治療とは具体的にどういったものなのだ

図1−1 ドクターヘリ現場出動イメージ図

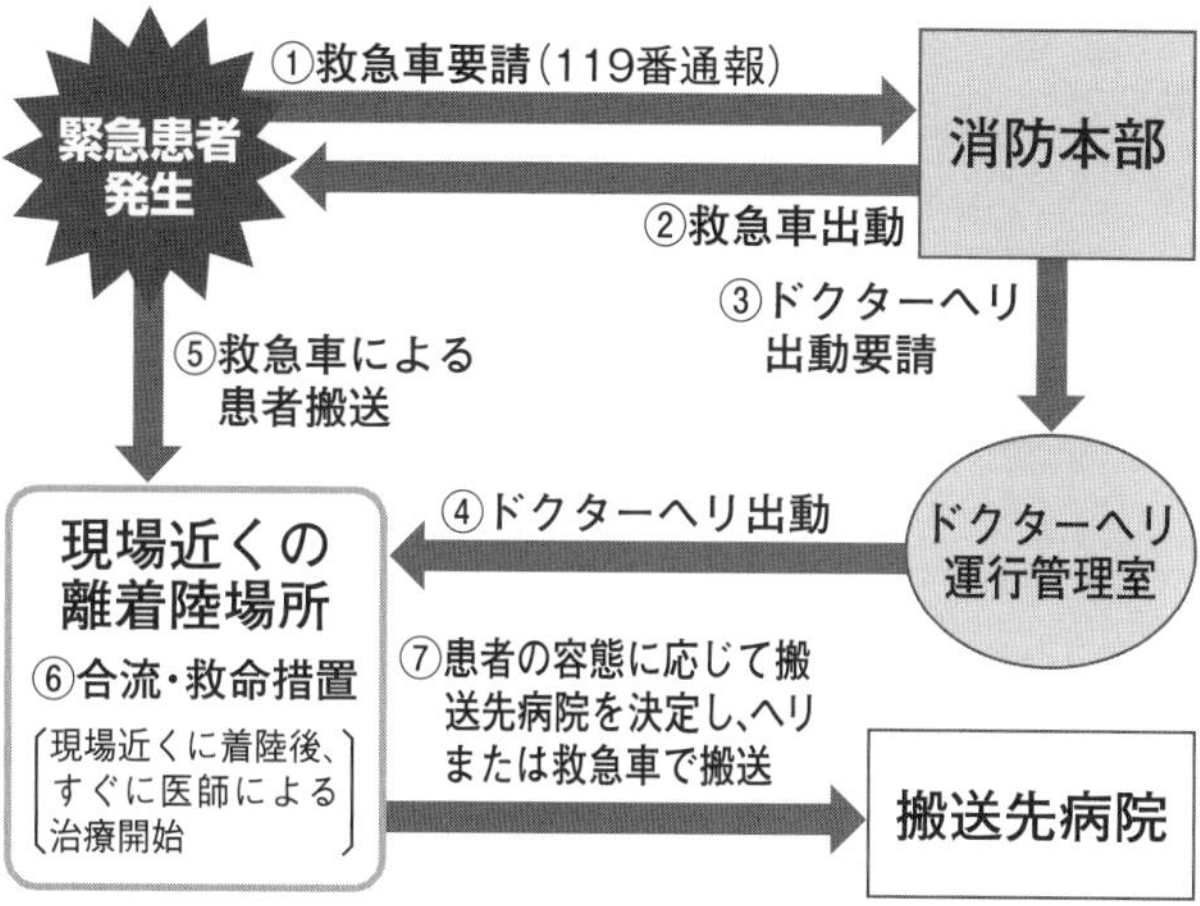

ろうか。その経過と実績を紹介してもらおう。

國松「二〇〇八年一月、愛知県設楽《したら》町という山間部の町で、三歳の子供が池に落ちて溺れました。父親が助けたときにはすでに心肺停止状態。現場の救急救命士がドクターヘリを呼ぶと決断しました。愛知県にはドクターヘリが一機ありますが、ちょうど出動中。そこで、隣の静岡県浜松市の聖隷《せいれい》三方原《みかたはら》病院のドクターヘリが、四十キロ離れている設楽町まで飛んだのです。

さらにここで医師が『命は助かるにしても脳の機能の低下が危ぶまれるので、普通の病院ではいけない』と判断しました。近くで子供専用の特殊な医療ができるのは、七十キロ離れた静岡市内の『静岡県立こども病院』しかなく、ヘリコプターでそのまま搬送しました。その病院では、脳低温療法という治療法が行なわれ、三歳の男の子は何の後遺症もなく退院することができました」

この話のポイントは、現地が山間部であるため、救急車ではなくヘリコプターによる搬送こそが子供の命を救う唯一の方法だった、ということである。また、じつは救急車は、県境を越える搬送が困難であるという現状もあるのだ。そう考えると、ドクターヘリによって県境を越える判断ができたということは非常に大きい。

國松「県境を越える広域搬送は、ドクターヘリでないとなかなか難しい。そのうえで、遠くても患者にいちばん適した病院を考え、そこへ飛ばせと決断できるのもドクターヘリの利点です。都会であっても最適な病院というのは、そうあるわけではありませんから。

とくに最近問題になっている小児科系統の病気や産婦人科などは、患者の容態が非常に難しい場合があるので、きちんとした施設と専門医が揃っているところへ収容しなくてはなりません。ドクターヘリだからこそ命を救える場合が多くなるのです」

医者が直接出向き、判断する。つまり、その現場が「司令塔」になるということが、ドクターヘリの要点だ。

各府県に少なくとも一機もってほしい

ではいま現在、全国でドクターヘリはどのくらい導入されているのだろうか。

國松「二〇一〇年十月現在、ドクターヘリは全国で十九の道府県に二十三機しかなく（図1-2）、日本海側の県と四国、南九州には、まだ整備されていません。二〇〇七年に『ドクターヘリ特別措置法』が成立し、それ以来、各県も本腰を入れはじめました。岩手、秋田、新潟、山梨、三重、岐阜、それから島根、山口、高知、熊本、鹿児島、宮崎、大分で、具体的な計画が始まっています。あと二、三年すれば、なんとか過半数の都道府県がヘリをもてるまでこぎつけるでしょう。

私は『各府県に少なくとも一機もってほしい』といつも申し上げています。もちろん『各県一機』というのはPRのわかりやすさを狙った言い方で、たとえば北海道は現在、広大な土地に札幌、釧路、旭川にしか配備されていませんが、最低六機は必要でしょう。それでも間に合わないと、最近ではドクタージェットを飛ばせという主張を始めている方もいるくらいです」

実際、ドクターヘリの出動実績をみてみると、二〇〇一年は八百七十四件だったのだが、

図1―2 ドクターヘリ配備拠点数（19道府県 23機）

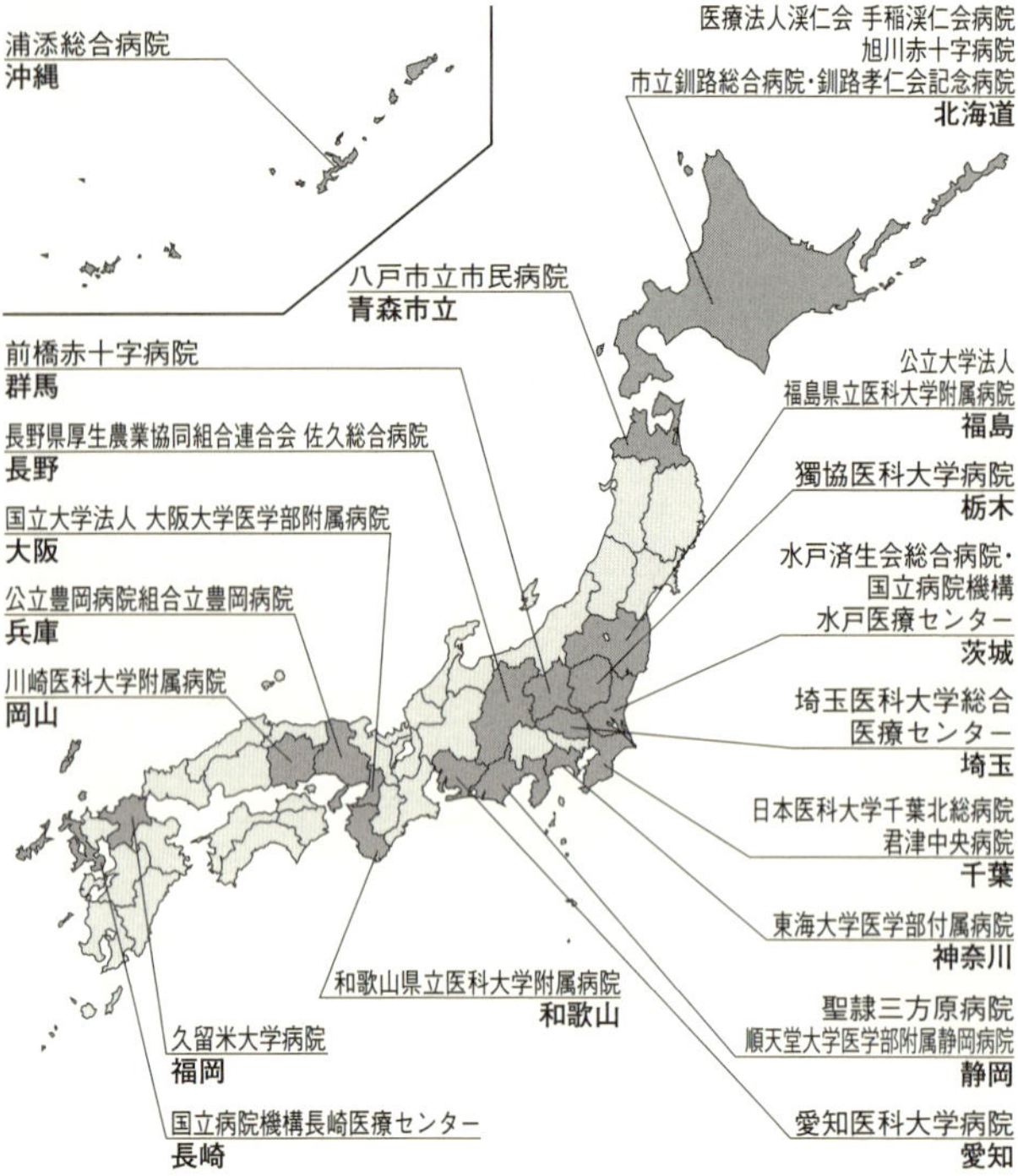

2010年10月現在

二〇〇九年には七千百六十七件と、およそ八倍に増えている（図1―3）。全国でいちばん出動回数が多かったのは、日本医科大学千葉北総病院の七百四十八回。以下、国立病院機構長崎医療センター、順天堂大学医学部附属静岡病院、愛知医科大学病院が五百回台と続く。それだけ要請があるというこ

図1－3 ドクターヘリ出動実績の推移

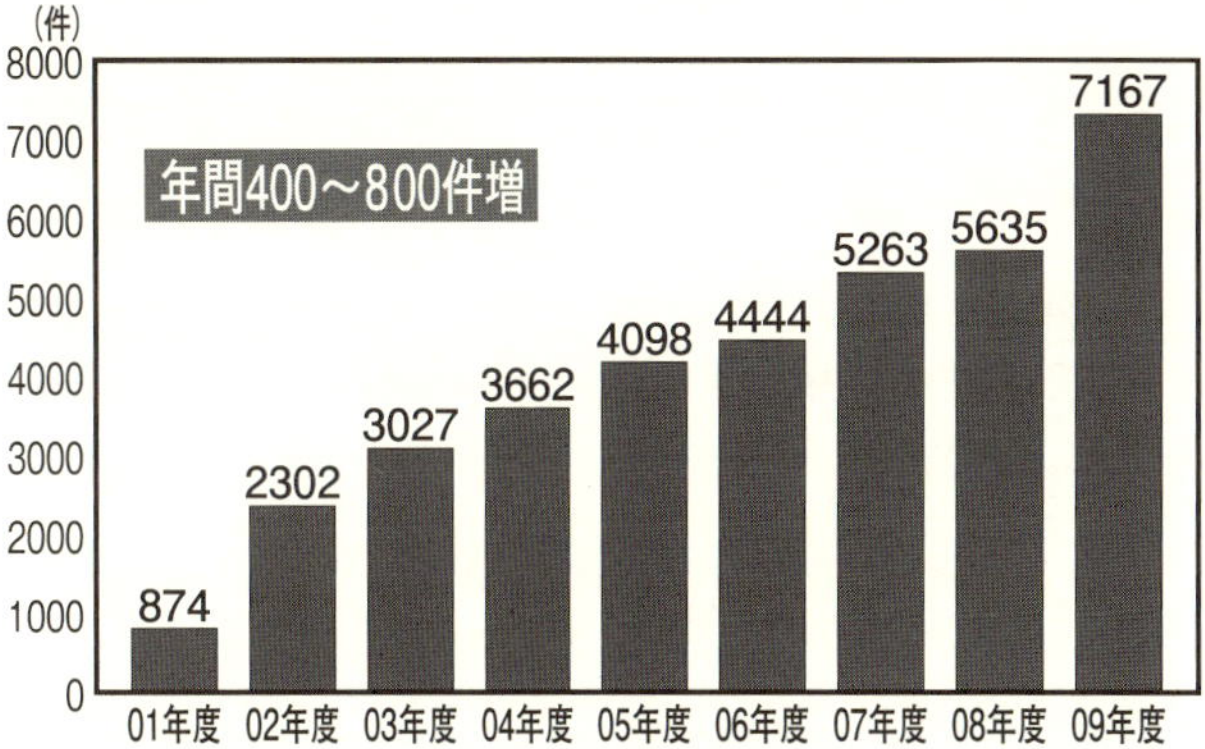

（社）全日本航空事業連合会 ドクターヘリ分科会資料

とだ（図1－4）。

國松「機数が多くなれば出動回数が多くなるのは当たり前ですが、二〇〇九年度にフル出動したドクターヘリは十八機。これで七千回を飛んだのですから一機あたり四百回近く飛んでいることになる。一日一件以上です。ドクターヘリの場合、軽症は扱いませんので、たとえば脳の疾患や心臓疾患、大量出血など重症例は対応できる。しかし、やはり数が大幅に足りません」

そこで、ドクターヘリの普及・発展のためにつくられたのが、國松氏が理事長を務める「認定NPO法人HEM－Net」である。これはどういう経緯で設立したのだろうか。また現在、どういった活動をしているのだろうか。

國松「一九九九年にNPO法人として経済企画

図1-4 ドクターヘリ出動実績

(2009年4月1日〜2010年3月31日)

拠点病院	出動件数
医療法人渓仁会 手稲渓仁会病院	389
旭川赤十字病院	80
市立釧路総合病院・釧路孝仁会記念病院	139
八戸市立市民病院	234
公立大学法人 福島県立医科大学附属病院	359
前橋赤十字病院	323
獨協医科大学病院	45
埼玉医科大学総合医療センター	269
日本医科大学千葉北総病院	748
君津中央病院	325
東海大学医学部付属病院	340
順天堂大学医学部附属静岡病院	543
聖隷三方原病院	394
長野県厚生農業協同組合連合会 佐久総合病院	357
愛知医科大学病院	508
国立大学法人 大阪大学医学部附属病院	98
和歌山県立医科大学附属病院	387
川崎医科大学附属病院	402
久留米大学病院	378
国立病院機構長崎医療センター	563
浦添総合病院	286
合計	7167

(※2010年4月以降に配備された病院は含まれない)

庁(現内閣府)より認証を受けて設立されました。NPO法人というのはお金もあまりありませんし、権限もないので、主な活動のひとつは広報活動です。またドクターヘリの効果を調査研究し、そのデータをもって、権限のある方に働きかけること。ドクターヘリの普及にいちばん効果があったのが、先ほど申し上げた『ドクターヘリ特別措置法』です。この法律を成立させるために、当時の国会議員の有志の方々にずいぶん働きかけました」

いま、医療にはさまざまな問題がある。それが解決まで進展しないのは、医療現場での問題やその解決方法を、行政や立法へ伝えるチャンネルがないからだ。必要なのは、そのチャンネルをつなぐニュートラルで客観的なサポーターである。そう考えると、ＨＥＭ－Ｎｅｔは、國松氏という非常に強力なサポーターを得たことになる。

國松「私は長いあいだ行政官を務めていた経験があるので、どこに働きかけ、どことどこを結べば仕組みを構築することができるのか、そのあたりの勘みたいなものはもっているわけです。この活動に携《たずさ》わって、ドクターヘリは日本にはどうしても必要なインフラだと確信しました。日本にいままでにない仕組みをつくるのですから、制度設計者に話をつながないといけないわけです」

ただ、多くの方が導入には賛同したとしても、ドクターヘリ普及には、さまざまな問題点や課題が山積している。そのなかで最大の問題は何だろうか。

國松「各都道府県に『お金がない』ということです。ヘリを一機もつと、一年にだいたい二億円かかります。全都道府県で一機ずつもつとすると、だいたい五十機で約百億円。そう聞くと、多くの方は『高い』と思われるでしょう。しかし考え方を変えれば、百億円を国民一人当たりに換算すると年間約八十円です。年間八十円であれば、税金で賄《まかな》ってもいい安さとは思いませんか？

しかし小さな府県になればなるほど、財政余力がありません。そこで総務省に働きかけたところ、ドクターヘリの運航費用に特別交付税交付金を充《あ》てるという仕組みをつくってくれました。ドクターヘリの運航費用の二億円は、国が一億円、あとの一億円を都道府県がもつ仕組みになっていますが、特別交付税交付金の適用により、都道府県の負担分の一億円のうち、五〇％から八〇％は実質国費支弁になりますから、都道府県は二千万円から五千万円を負担すればドクターヘリの運航ができるようになりました」

二〇〇七年のドクターヘリ特別措置法の成立後、翌年には国会内にドクターヘリ推進議員連盟が発足し、二〇〇九年にはＨＥＭ－Ｎｅｔはドクターヘリ特別措置法の「助成金交付事業を行う法人」の登録を受けている。まさに怒濤《どとう》の快進撃だ。

ドクターヘリの普及で医療費は軽減

率直な疑問として、すでに全国に十分配備されている消防防災ヘリは、ドクターヘリとして使えないのだろうか。

國松「防災ヘリは全県に配備され、すでに全国に七十一機あります。ただ、これは多目的ヘリで、救急のためにだけでなく、山火事などいろいろな行政目的に応じて出動しなければなりません。統計数字をみると、全国の消防防災ヘリは一機当たり平均で年間五十回弱しか飛んでいません。かたやドクターヘリは四百回。救急のために病院に置いて、要請があればすぐ医師を乗せて飛び立てるというかたちになっています。消防防災ヘリを何の工夫もなしに使っていれば、ドクターヘリの救命救急機能は果たせません」

もう一歩議論を進めて、たとえば防災拠点を病院に移してしまい、統合するという手はないのだろうか。

國松「高知県と熊本県ではすでに消防防災ヘリをドクターヘリ的に運航する工夫がなされていて、年間二百回ほど出動しています。しかしこれは、ヘリポートが病院のすぐ隣にあるなど、いろいろな好条件が揃っているから可能なことなのです」

行政と消防、病院とが連携できるかどうかが重要となってくることがわかる。今後さらにドクターヘリを普及するには、具体的にどういったものが必要なのだろう。

國松「消防防災ヘリでもいいからドクターヘリ的に運用し、救急活動をもっと実際にやってみてほしい。各県にあるのですから、実用することで問題点もみえてくるし、必要性の認識も深まってくるのではないでしょうか」

ただ、また別に述べる機会もあるだろうが、実際は病院の救急現場自体があちこちで崩壊しかかっている現実がある。せっかくドクターヘリが飛んでも、そのような救急現場との整合性は、どうつけるのだろう。

國松「たしかにドクターヘリの問題以前に、医療の質を充実させ、医師不足を解消する政策の必要性は感じています。医療改革のため医療の集約化ということが盛んにいわれますが、集約化による患者の移送方法や治療法には、どうしてもドクターヘリが必要になります。ですからドクターヘリ普及によって医療改革が進むという面もあると思っています」

医療改革といえば、国民の側からすると、医療費増大が大きな問題となっている。この問題は、ドクターヘリの活用で、何か変化はあるのだろうか。

國松「ドクターヘリによって救命率が上がり、予後が改善するという効果は、世界的に実証されています。するとじつは医療費も減るのです。統計の専門家を入れた研究によって、ドクターヘリを使ったほうが、救急車だけで運んでいるよりも医療費が減るという結果が出ているのです。

図1−5 ドクターヘリの医療費削減効果

評価項目	ドクターヘリ	救急車	差
入院日数	21.8	38.5	−16.7
入院点数	132595	245554	−112959

※研究対象：日本医大千葉北総病院が取り扱った交通事故のうち、救急車とヘリいずれでも搬送が可能である地域で発生した事故の患者(2003年1月から2006年3月までの間)

研究方法：上記患者をドクターヘリ搬送患者(26人)と救急車搬送患者(44人)に分け、それらの患者の間で、性別、年齢、現場血圧、現場呼吸数、ISS(損傷重症度)、JCS(意識レベル)等の背景要因をそろえた上、入院日数、入院点数の比較を行った

研究者：東大医科研 山口拓洋 客員准教授(臨床試験データ管理学)
日本医科大 千葉北総病院 益子邦洋 教授

たとえば千葉北総病院は、当病院を起点にして、ドクターヘリで運んだ場合と、救急車だけの場合を、重症度を揃えたうえで経過を分析し、その間の医療費を計算しました。すると前者が、救急車の場合よりも入院点数で十一万ポイント、百十万円安く済みました(図1−5)」

たしかにデータ上では、ドクターヘリを使った場合の入院点数は一三万二五九五点、救急車では二四万五五五四点で、あきらかにドクターヘリを使ったほうが医療費は軽減されている。

國松「入院日数も十六・七日少ない。これは地域によって違うかもしれませんが、ほかの病院でも医療費は確実に、ドクターヘリを使用したほうが少なくて済みます」

このようなメリットを含め、ドクターヘリ普及

への運動を広めるため、國松氏は「公から民へ」という意見を提唱している。

國松「ドクターヘリは国民全員の公共財です。税金だけで全部の費用を賄うのではなく、民間のお金を入れることを考えましょう、といっています。たとえば保険を適用できるようにする。そうすれば国民の医療負担は減る。これも一つの方法です。

また運航費用は公費でみるとしても、ドクターヘリに乗って活動する医師と看護師の養成は民間からのお金で賄う仕組みを作ることも有効です。HEM－Netでは、この考えに立って民間から募った募金で行う『ドクターヘリ搭乗医師・看護師研修助成事業』を、今年（二〇一〇年）から始めるつもりです」

最後に「もし一つ願い事がかなうなら、何をお願いするか」を尋ねてみた。

國松「問題点として感じるのは、医療の制度設計者と現場を預かっている医師とのあいだが切れているということです。両方がコネクションしていないんですね。だからこそ、HEM－NetのようなNPO法人は、そのあいだを結ぶということが責務であると考えます。その役割を果たせるようになりたいというのが、いちばんの願いですね」

國松氏の精力的な行動を今回の話でより多く知ることができた。新しいコネクター、そしてコンダクターとして、今後の活躍を期待したい。

ドクターヘリの配備はさらに進んでいる

ゲストルーム◆國松孝次

海堂さんとの対談が行われたのは、二〇一〇年十月のことだったが、その後、ドクターヘリの導入は加速し、二〇一二年三月の時点で、二十七道府県・三十二病院にドクターヘリの配備が進んでいる。運航実績も、運航開始以来の無事故記録を更新しつつ、二〇一一年には、九千回を越えた。ここ二〜三年のうちに、おおむね全国をカバーするヘリコプター救急網ができ上がるだろう。ドクターヘリは、救急医療の質を向上させ、医療の集約化を推進し、人の命の地域格差を解消する有効な手段として大きく羽ばたくことになる。

ドクターヘリがいいものだということは、みな理屈では、わかっている。ただ、実際に運航しようとする段階になると、様々な思惑や利害が錯綜《さくそう》して、前進を阻んできた。

辛抱強い説得工作と広報活動。これが、これまでを振り返って、ドクターヘリ普及活動の肝であったと痛感する。そしてそのことは、これからも変わらないであろう。

生きざまが形作ること

コマタエ後記♥駒村多恵

國松さんは想像していたよりもずっと小柄な方でした。でも、しゃがれた声ではっきりした物言い。醸《かも》し出す空気は柔和なようでもどこか厳しさが漂います。ピシッとした佇《たたず》まいなので、こちらも自然と背筋が伸びる感覚。生きざまというのはこういうことなのだなと思いました。その國松さんが番組でお話ししてくださったことは、國松さんが「今生きている」ということに大きくかかわることでした。

國松警察庁長官狙撃事件。私は、警察庁のトップが撃たれたこと、総力を挙げても残念ながら時効前に逮捕できなかった犯人とは誰なのか、そのことにばかり目がいっていました。

しかし、ご本人はというと、一命を取り留めたのは三十分以内に搬送してもらったおかげ。「自分の命を助けてくれた医療に恩返しがしたい」と、僻地でもどこでも救急医療を受けられるよう、ドクターヘリの普及に尽力されているのです。予算のこと、法律のこと、省庁をまたいで解決せねばならないことは山積していますが、もともと備わったリーダー気質に加え、生死をさまよった体験からのお話は説得力が違います。熱意も違います。難題もブルドーザーのような突破力で解決されてしまうのではないか、そんなパワフルさを感じました。

ドクターヘリ推進の核弾頭

カイドウ素描♠海堂　尊

國松さんとは何度か対談をさせていただいた。意気に感じる人で剛胆かつ果断な方でもある。警察庁長官狙撃事件で数発の銃弾を撃ち込まれながら奇跡の生還を果たした。その時お世話になった日本医大救命救急の益子先生に「ご恩返しをしたいが、何をすればいいか」と尋ね、益子先生から「あなたは都内だから助かった。地方だったら亡くなっていただろう。地方の救急立て直しには、ドクターヘリが有効なので推進に協力いただけないか」と言われ、ＮＰＯ法人ＨＥＭ‐Ｎｅｔ理事長に就任された。そのご尽力が法案化の大きな推進力になったことは衆目の一致するところである。

実はＡｉ推進でも、作家になる前にご相談に伺い、意義を即座にご理解いただき、警察庁の室長を紹介していただいたこともある。判断明晰、私心のない方である。

第一回のゲスト出演依頼も即座に快諾いただいた。以後出演された方は、國松さんの回をご覧になって、安心された方も少なくなかっただろう。スイス大使も歴任され、『スイス探訪』（角川文庫）の著書もある。東大剣道部の副主将を務めた関係で、拙著『ひかりの剣』（文春文庫）の文庫解説もお願いしたが、担当編集者が絶賛していた、文武両道の方である。

二人目

Aiを活用し死から学び、医療に役立てる

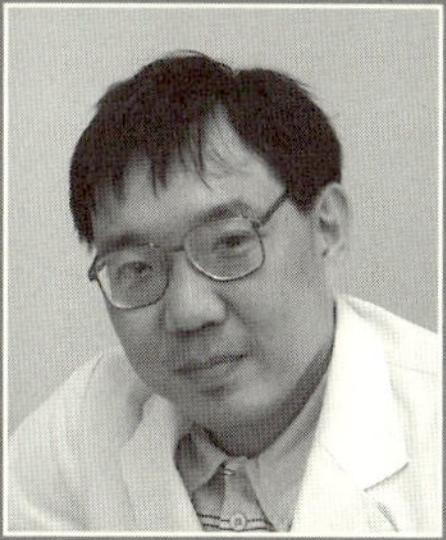

山本正二（Ai情報センター）

やまもと・せいじ
一般財団法人Ai情報センター代表理事。
独立行政法人放射線医学総合研究所重粒子医科学センター・Ai情報研究推進室非常勤講師。
1967年生まれ。1992年千葉大学医学部卒業。沼津市立病院放射線科、千葉大学医学部附属病院放射線科助手・講師を経て、2009年千葉大学医学部附属病院Aiセンター副センター長に就任。同年にAi情報センター開設。2010年千葉大学を退職。

（2010年10月21日放送）

本当は医師も死因がわからない

今回は、私のデビュー作『チーム・バチスタの栄光』（宝島社／二〇〇六年）で初めて世に紹介した「A・i」を採り上げたい。

A・iとは「Autopsy imaging」の略語である。「オートプシー」は解剖、「イメージング」は画像診断という意味で、現在では「死亡時画像診断」と呼ばれている。

死亡時の医学検案を簡単に説明すると、まず体表検案を行ない、次にA・i、最後に解剖、と順序立てられている。体表検案は検察官が行なうと「検死」といわれ、医師が行なうと「検案」となる。今回はそのA・iの第一人者で、A・i情報センター代表理事の山本正二《せいじ》氏にお話を伺おう。山本氏は現在、銀座三越の隣にあるA・i情報センターで代表理事を務める傍《かたわ》ら、「日本放射線科専門医会・医会A・iワーキンググループリーダー」「厚生労働省　死因究明に資する死亡時画像診断活用に関する検討委員会委員」「日本医師会、医療・医学における死亡時画像診断（A・i）活用に関する検討委員会委員」「A・i学会理事長」と、数多くの要職を兼任されA・i界のトップをひた走っている。

まず、普通の方にはまだ「A・i」は聞き覚えのない言葉かもしれない。いったいどういうものなのだろうか。

山本「私が普段行なっているのは、死亡時の画像診断です。画像診断は放射線科の医師が行ないますが、それは通常、生きている人だけが対象です。患者が亡くなったら、画像診断はほとんど行なわれませんでした。そこに初めて、海堂先生がＡｉという概念を提唱された。遺体にも画像診断ができると、逆に私たちが教わったのです」

たとえば、肝臓を悪くして入院し、そのあと死亡した場合、医師から「死因は肝硬変です」と言われても、遺族側はまったく疑問を抱かない。死因に納得しているからだ。反対に、死因が不明であれば、遺族側は納得できないだろう。そのような死因に納得できない人たちが、山本氏のもとに助けを求めてくるという。

山本「病院の外で亡くなった場合、死因の究明は警察が行ないます。事件性があれば司法解剖が行なわれ、ある程度、死因が究明されます。しかし病院内、とくに救急車で搬送された直後に死亡した場合などは、何が原因なのかまったくわかりません。それでも搬送先の病院の医師は、死亡診断書なり死体検案書を書かなければなりません。

緊急で搬送されてきた患者は、いままでの病歴や服薬情報、死亡時の状況などがわかりません。病院に運ばれたからといって、死因がわかるとは限らないのです」

ここで死因を特定するために遺体を画像診断しようというのが、Ａｉだ。具体的には、どういうものなのだろうか。

山本「Ａｉでよく行なわれているのが、ＣＴ（コンピュータ断層撮影）を使ったものです。装置自体は生きている方を診断するときと同じものを用い、身体を輪切りにスライスした写真を撮影し、診断します。

たとえば頭部のＣＴを撮ったとき、大脳の表面の真ん中の実質あたりに、骨ではない白い病変が広がっているとします。この白い箇所は、出血した血液が脳の表面に溜まったものです。これは、くも膜下出血、脳卒中といった動脈瘤《りゅう》が破裂して出た血液が脳の表面に張りついたときに見られる所見で、死因と考えられます（図２－１）。このように画像から死因につながる所見を拾い出す、これがＡｉです」

家に帰ったら、昨日まで元気だった家族が突然亡くなっていた。外見上は、怪我はない。ここで死因を知りたい場合、いままでは解剖しか方法がなかった。しかし、いままでは身体を傷つけないＣＴを用いることで、ある程度はわかるようになっている。ならば、画像診断で死因を確定していけばいいではないか、というのがＡｉの基本的な精神である。

山本「誰かが亡くなったとき、遺族に『もうこれ以上いじめないでくれ』という思いや、『亡

図2-1 動脈瘤破裂によるくも膜下出血

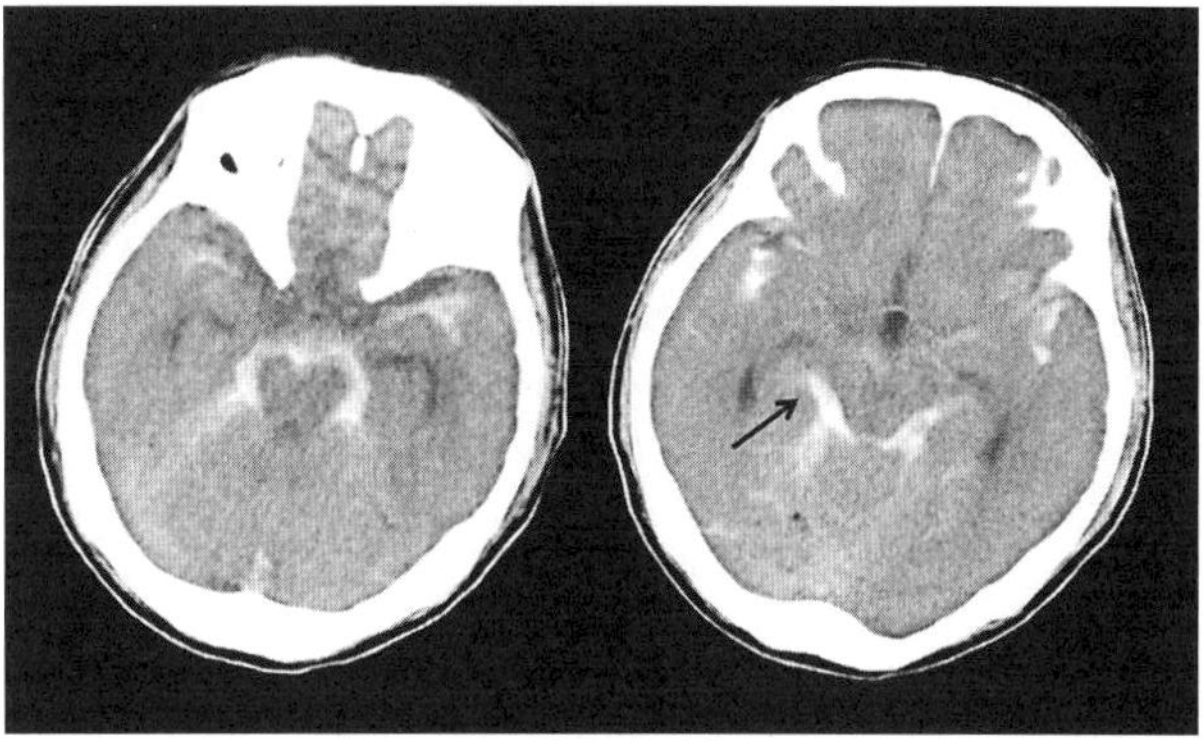

白く見える部分（矢印）が出血

くなった原因を、身体を切り刻んでまで調べなければいけないのか』という逡巡《しゅんじゅん》は、当然あると思います。そのときにＡｉは、身体に傷をつけないで短時間で検査をすることが可能なのです。今後、この方法をうまく活用すれば、日本の死因究明の仕組みが、かなり変わってくると思います」

現在日本では、年間約百十万人が亡くなっている。しかし、そのなかで解剖をして死因が究明されるものは、たった三％程度であった。ここにＡｉを導入すれば、その数を激増できるとともに、死因以外も広くチェックできる。

ここで、主治医などがいる病院で亡くなった場合、わざわざあらためて死因を究明する必要などないのではないか、と思う方がいるかもしれない。

山本「医師は万能ではありません。たとえば、先ほど述べたような、肝臓が悪くて患者が亡くなった場合、主治医が『肝硬変が原因です』と言えば、当然、遺族は信用するでしょう。しかし、本当はなにが起こったかということは、医師でもなかなかわからないものなのです」

実は医師も、通常の体表からの情報だけでは、死因はわからない。しかし、医師も死因がわからないということを患者側が知らないために、遺族は何も声をあげない、ということなのだ。

山本「医師からすると『おそらくこういうことが起こったのだろう』と自分のなかで推測したものを、遺族に説明します。その推測には客観的な証拠は何もありません。つまり、いままで推測だけで死体検案書なり死亡診断書を書いていた、ということなのです」

具体的に、そのような症例を挙げていただこう。

山本「『結節性多発性動脈炎』という腎臓の病気をもった患者がいました。この病気を診断して治療するには、腎臓に針を刺して組織を採る検査をしなければなりません。腎臓に、長く太い針を、背中からブスリと刺します。かなり侵襲《しんしゅう》的な方法であるため、作業の前に『針を刺したら腎臓から出血します。ショックを起こすかもしれません』と、インフォームド・コンセントを行ない、了承を得てから行ないます。この患者は、その検査を行なった三日後の朝、亡くなってしまったのです。さて、原因は何か。遺族は当然、針を刺したことではないかと疑います。

これが微妙なところは、亡くなったのが三日後だということ。検査が関係しているかもしれないし、していないかもしれない。本当に難しいところです」

針を刺したのは腎臓なので、体表では判断できない。遺族は不信感の塊《かたまり》になることだろう。

山本「これがのちに問題になるのは、遺族に対する説明をどうするか、ということです。以前、帝王切開手術を受けた産婦が死亡した『大野病院事件』がありましたが、そのときは執刀した医師が犯人扱いされました。今回はそれほどまでではないにしても、遺族にはきちんと説明しなければいけない。

Ａｉが行なわれていない病院では、『もしかしたら腎臓に針を刺して出血したことが死因かもしれない』と医師も思うでしょう。医師も、なにが起こったのかわからないのです。そして、遺族に説明したいけれど、わからないから説明できない。こういった状況では、遺族側はさらなる疑いをもってしまう」

医療従事者の立場からすれば、体表からの情報しかないので、伝えたくても伝えられない。悪意がありかくし事をしているわけではないのだ。

山本「医師側も、きちんとした事実がわかっていれば遺族に説明をしたい、という意思はあるのですが、その材料がないというのが、いままでの検死、検案の問題でした。

そこでＡｉをやってみたのです。すると、頭部のＣＴで出血が確認され、死因はくも膜下出血だとわかりました。遺族が、本当に腎臓には問題がないのかと尋ねてきましたが、ＣＴは全身が撮れるので腎臓の画像もみせることができた。すると、ある程度の出血はみられたものの、治療に伴う出血であり、たいしたことはありませんでした。死因は、くも膜下出血だと断定できたのです」

家族が亡くなった場合、遺族側が死因をはっきりさせたいという気持ちになるのは当然である。医師側も、疑われても仕方がないと思う部分もある。しかし、それを晴らすために解剖を行なう、というのはハードルが高すぎる。遺族は、遺体を傷つけてまで死因を特定しなくてもいい、と考えるかもしれない。しかし、Ａｉであれば、そのような心配はいらない。

山本「遺族が死因を不審に思っても、実際、主治医に『検査の仕方が悪かったので死んだのではないんですか？　解剖してください』ともいいにくいでしょう。そのうえ、解剖をするか否かを、すぐに判断しなくてはいけない。身体を傷つけるという重要な判断を、遺族の気が動転している状態で決めることはなかなか難しい。それに対して、Ａｉだったら受け入れやすいと思いませんか？」

もし医療事故があったとしても、医療現場できちんとその状況を説明して、遺族に誠実に謝罪できる。遺族と医療現場の信頼関係を築くのに有効であることは間違いない。

読影には技術が必要

Ａｉの導入はいいことずくめのようにみえるが、実際の普及はなかなか進んでいない。なぜなのだろうか。

山本「端的に言えば、お金がないのです。Ａｉというのは、検査と読影という、二つのステップが必要です。

たとえば、乳がん検診の通知を受けて近くの保健所や病院で受診した場合、画像診断は行ないません。マンモグラフィー（乳がんの検診システム）は、読影できる医師が少ないのです。ですから専門の医師が集まっているところへ、撮った写真を送ります。そこで診断した結果を、検診を受けた方に返すということを行なっています。

Ａｉについても同じです。日本の病院には一万台以上ＣＴがあるので、全国どこにいても

ＣＴ検査は受けられますが、読影に関しては、死後特有の画像変化があり、専門家でなければ診断できません。その専門家を育成する費用やシステムがないのです。

こういう例があります。四十七歳の男性が、二年前に脳幹梗塞《こうそく》で労災認定を受けていました。二年間、治療・療養をしていたのですが、よくならない。それであるとき、誤嚥《ごえん》防止として、肺に食べものが入って肺炎を起こさないようにする手術を行なったのですが、一カ月後、亡くなってしまった」

遺族が不信感をもちやすく、また死因の判断が難しい症例だ。こういったときこそ、Ａｉの出番である。

山本「この方は死後十六分でＡｉを行ないました。しかし、読影もその病院で行なわれてしまったことが問題でした」

いったい何が問題だったのだろう。

山本「担当した医師は、Ａｉの画像を読んだ経験がほとんどなかった。そのため死亡診断書に『心不全』と書いてしまったのです。亡くなった方は、もともと脳幹梗塞で労災認定をされていたのですが、死因は急性心臓死とされ、脳幹梗塞とは関係がないと判断された。業務に起因した疾患ではないということで、保険不支給になってしまったのです。つまり、労災とは認められないということです」

たとえば脳幹出血で寝たきりになって意識もない患者が亡くなったとき、死因究明制度がいい加減だと、無条件で「心不全」と書かれてしまうこともある。

山本「たしかに最後は心臓が止まるので、心不全というのはあながち間違いではないのですが、死因としては安易でしょう」

では、実際にＡｉの画像を診断した結果はどうだったのだろう。

山本「脳内の画像を見ると、右側が黒く、反対側が白くなっていました。黒い部分は脳が溶けていることを示します。最初の脳幹梗塞で右の脳まで病気が及んでいましたが、生前の画像とあまり変わっていませんでした。このことは、もともとあった脳疾患には大きな変化がなかったということを意味しています。

また、疑われた誤嚥防止の手術ですが、出血や、感染による炎症を起こしたあとにみられる所見もない。ですから医療行為で亡くなったのではないと判断できます。通常、この段階では、死因は不明とすべきです。

それでは、なぜ医師は急性心不全と判断したのか。心臓のあたりに少し白い点がみられました。これは血管の石灰化、つまり動脈硬化です。あまりに硬くなると白く石灰化するのです。心臓の白い点は冠動脈にあった。冠動脈は心筋に血液を送る血管です。ですが、ある程度年を取れば、動脈硬化は必ず起きる。これだけで死因とするのは飛躍しています」

結局、この画像を読んだ医師が、石灰化を過大評価してしまった、ということだ。

山本「死後画像は独特です。経験のない人だと読影は難しい。せっかくAｉまで行なったのですが、そのために余計な診断をしたという結果でした」

適切な診断がたいへん難しいということだ。けれども訓練すれば、死後画像診断もできるようになる。実際、厚生労働省はそのような教育に対して、概算要求で費用を付けたと聞いたのだが……。

山本「やっとお金を付けてくれました。いくら付いたと思いますか？　たった四百万です（笑）」

だがとりあえず、いままでゼロだったものがプラスになった。この四百万円をテコに、放射線科の医師とタイアップして、Ａｉの読影認定医の養成システムを構築することができる。では読影するために、どのくらいの訓練が必要なのだろうか。

山本「基本的に一日か二日の講習でポイントを学べば大丈夫です。ただ、もし診断に自信がないようなら、Ａｉ情報センターには死後画像診断の読影に対するエキスパートが揃っていますから、センターに画像を送って意見を聞いてくれればいい。あるいは、丸投げしてもらってもかまいません」

　この教育システムで講習を受けるのは、まずは放射線科医を中心とした臨床医である。彼らが講習を受ければ、死後画像に対応できる。反対に、画像診断の素養がなければ、まず通常の画像診断を勉強しなければならないので、かなり難しいだろう。まずは放射線科医をベースに訓練を行なうということが確立されたのは、記念すべきことである。

　Ａｉには、ほかに問題はあるのだろうか。

山本「新しいものに対する恐怖心があるようです。先に紹介した読み間違えた医師のように、Ａｉがどう役に立つのか、それを遺族にどう説明していくか、まだ認識が足りないのです。ただ、教育システムができて一歩を踏み出したことで、前進することは間違いない。おそらく二年以内くらいで、だいぶ体制が整うと思います」

医療不信の払拭にも奏功

　ここでＡｉ情報センターについて説明してもらおう。

山本「死亡事例はすべてＡｉをかけるというのが理想です。スクリーニングとしてですね。いまの段階では、病院によっては、自分の病院の症例なら行なうが、外部は引き受けられないし、読影について責任は取れない、と言われることも多い。経過をみていれば、その連続性で診断も行ないやすいのですが、その病院外の症例のように経過をみないで、いきなり診断することは難しいのです。ただし、そういったものに対しても、Ａｉは絶対やらなくてはいけないと思います。撮影はできるが読影はできないという場合に役に立つのが、Ａｉ情報センターです」

亡くなった方全員にＡｉを行なうというのは理想的である。しかし、遺族が死因に納得しているのであれば、Ａｉの必要はない。そのため、疑問をもった症例にかぎり、すべてＡｉをやればいいと私は提案している。

こうしてＡｉで死因を特定することにより、今後、医師への教育的な意味というのも出てくるだろう。

山本「解剖の場合、実際に遺体の解剖を行なった人でないと、何が行なわれたかわかりません。それに対して画像は、インターネットで画像を送り、広く情報を共有できる。たとえば、Ａｉ情報センターのティーチングファイルに情報を載せると、興味がある人は誰でも閲覧でき、勉強できるといったシステムも可能になります」

医学の基本は、死を学ぶことである。杉田玄白も『解体新書』を学んで、日本の医学の基礎をつくった。解剖される方が死亡者全体の三％程度しかないことは、死に学ぶ機会がとても少ないということだ。そう考えればＡｉは、死亡時の医学検索として、とても有効に機能するだろう。

山本「もう一つの重要なテーマに、異状死があります。殺人事件や児童虐待の判断も大事ですが、医療過誤についても見過ごせません。

ここで、Ａｉセンターが医療不信を払拭《ふっしょく》した事例を紹介しましょう。二〇〇九年十月、名古屋大学医学部附属病院で起こった事件です。一歳児の遺体が二カ月間、安置されたままになってしまったのです。その男の子はある病気で手術を受けたのですが、急変し亡くなった。大学病院側に不信感を抱いた親御さんたちが、第三者の意見を聞きたい、解剖してほしい、と申し出たのです。第三者として解剖できる施設を探しているうちに、二カ月が経ってしまいました」

名古屋は、医療事故に関して、厚生労働省が認定した解剖を中心とした死因究明のモデル事業の対象地域だが、それも適用されずに二カ月間、放置されてしまったのだ。

山本「この男児の遺族は、私のところでA・iの読影を行なっていると聞き、撮った画像をもってきました。名古屋大学医学部附属病院の機械で画像を撮るのは問題ないが、診断する人間が同じ大学病院の人間なのは嫌だということでした。

ただこの場合、死後二カ月もたった画像だったので、『すべて所見がわかるわけではない、言えることは限られているかもしれない』と念を押して、了解を得たうえで画像を読みました。

A・iでは、死因に結びつく所見はありませんでした。胃の手術を行なっていましたが、縫合不全に伴う出血や感染で破けてしまった、などの医療過誤に結びつくような所見もみられませんでした。つまりこの画像から、医療行為と死因は関係ないと判断できました」

一般の方は、解剖をすれば必ず死因がわかると思われているが、実際は約七五％しかわからない。つまり、二五％程度は暗闇があるのだ。この症例では、画像診断を第三者の山本氏がオフィシャルに行なったことで遺族は納得し、問題は解決したそうだ。A・i情報センターという第三者が診断をするというシステムが、医療不信を払拭することにも大きな役割を果たしている。

さて、最後にA・iを進めるためにいま一つ願いがあるとしたら何だろうか。

図2−2 Aiの現状・歴史

2003年	Ai学会設立
2006年	●千葉大学医学部附属病院にAiセンター創立（現在、センターは全国に20カ所以上）
2007年	●日本医師会でAi検討会が開催
2009年	●日本放射線科専門医会・医会でワーキンググループが設立
2010年	●厚生労働省に「死因究明に資する死亡時画像診断の活用に関する検討会」が設立

山本「お金のことは横に置いて（笑）まず皆さんにＡｉを知っていただきたいということです。死因に不信感をもった場合は、『Ａｉをやってください』と医師に言ってほしい。また死因に不信感をもつ遺族に対しては、主治医から『こういう検査がありますからやってみますか？』とＡｉを紹介してほしいのです。Ａｉは『撮影をしてください』という要望があってはじめて成り立つ検査です。私たち放射線科医はつねに受け身です。オーダーしてくださる人が増えて、Ａｉの役目が理解されればいいと思います」

私はこの概念を考えついた者だが、実際に検査をし診断するのは放射線科医である。その放射線科医が増えてきているというのは、とてもうれしい。遺族の不信感を払拭し、医療事故を疑われた病院側も解決に導ける。

さらに今後の医療の教育的観点からも、Ａｉの普及というのは非常に重要だということがわかってもらえたと思う。もっと普及して「やりましょうよ」と言ってくれる病院が増えることを切に願っている。

Ａｉの普及を実感

ゲストルーム◆山本正二

私にとって海堂氏との出会いが「Ａｉ」との出会いでもありました。おそらくＡｉによって人生が狂わされたうちの一人だと自負しています（笑）。

さらに、単に読影をしているだけでなく、制度としてＡｉを社会に広める仕事を始めると、今まで経験したことのないさまざまな困難や敵（大袈裟《おおげさ》ですが）が出現しました。千葉大学を退職し、Ａｉ情報センターを開設し現在にいたるまでの経緯はまさに、次から次へとボスキャラが出現するような綱渡り状態の連続で、よくまあ、ここまでやってくることができたなというのが実感です。

海堂ラボの収録が終わった後も、Ａｉを取り巻く環境は激変しています。全国に二十カ所以上のＡｉセンターが設置され、厚生労働省が補助金を出して、医師、技師向けの研修会が開催される時代になったのです。私もＡｉが社会に根付いてきているんだなと実感しています。この本を手にとっていただいた皆様に、少しでもＡｉが世の中にとって役に立つものなのだと考えていただければ幸いです。最後に、千葉大を辞めるときも文句を言わず、収入のほとんど無いＡｉ情報センターを立ち上げることに賛成してくれた妻に感謝の意を表します。

ベストパートナー

コマタエ後記♥駒村多恵

山本先生の収録は國松さんと同じ日で、初日でした。海堂さんの声の小ささに驚いた私ですが（音声さんがマイクで拾えず苦労していた！）、山本先生も同じくらいのボリュームで、Ａｉに携わる方は画像と対峙《たいじ》するから小さいのだろうかと思ったものです。

「海堂先生とは腐れ縁」とおっしゃっていた山本先生。後日被災地取材へ行く列車の席がたまたま山本先生と隣だったため、お話をしているうちに二人のご関係がわかってきました。

プライベートで知り合いだったお二人が一緒に仕事をするようになったのは、当時、非常勤講師だった海堂さんが、大学の講師だった山本先生と大学の中庭で偶然すれ違い、Ａｉ学会に入らないかと持ちかけられたことがきっかけだったのだそうです。

それがいつの間にか、Ａｉを担う中心人物になっているわけですから、人の縁というのはわからないものですね。実際、被災地へ行く車中での山本先生は、メール、時には別の車両にいた海堂さん本人が直接やってきて出される指令を、顔を曇らせつつ一つ一つクリアしていた様子。Ａｉ導入の交渉の様子を間近で拝見しても、それは見事な連係プレイで、海堂さんのおめがねの確かさに恐れ入ったのでした。

Ａｉの中心的存在

カイドウ素描♠海堂　尊

私が心置きなくＡｉ普及活動の第一線から身を引けたのは山本先生のおかげなので、私の小説のファンは山本先生には感謝すべきである。Ａｉは画像診断で放射線科医の領域だから、私は中心人物にはなれない。しかも提唱当時、放射線科医はＡｉに対し腰が引けている人が多かった。そんな中、穏やかな人柄で淡々と物事を推進する山本先生の存在は心強かった。

千葉大学に世界初のＡｉセンターを創設し、Ａｉ学会理事長、日本放射線科専門医会・医会Ａｉワーキンググループリーダーなども歴任、厚生労働省公募科学研究の悪名高い「深山班」研究の班員にさえなっている。二〇一〇年には厚生労働省のＡｉ検討委員会に委員参加し、Ａｉ普及の立役者のひとりと目される。現在は一般財団法人Ａｉ情報センターの代表理事も務め、Ａｉ領域における、名実ともに第一人者である。こう言うと困ったような顔で、「褒め殺しはやめてください」と言うがとんでもない。褒め殺しは私の趣味なのだ。だが、ひとつ釘を刺しておきたい。山本先生は独立行政法人放射線医学総合研究所重粒子医科学センター・Ａｉ情報研究推進室の室員でもあり室長は私である。でも非常勤なので勤務時間の長い山本先生の月収は私の二倍、ここでも室長である私より扱いが上なのであった。

三人目

紅蓮《ぐれん》――国民に安心を、医療に信頼を

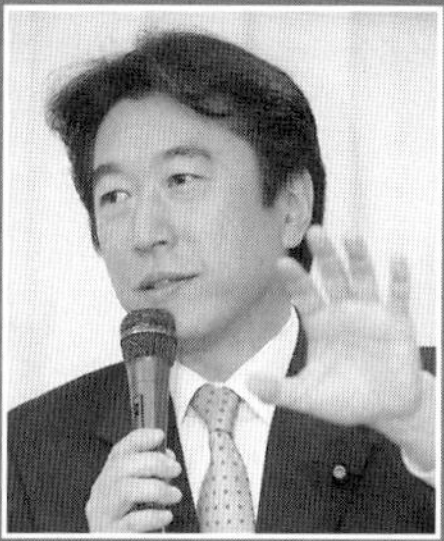

足立信也（参議院議員）

あだち・しんや
参議院議員、医師。
1957年大分市生まれ。1982年筑波大学医学専門学群卒業、1990年医学博士。筑波大学臨床医学系外科助教授、筑波メディカルセンター病院診療部長を経て、2004年第20回参議院議員選挙（大分県選挙区）で初当選。医療を中心とした社会保障の改革に力を注ぐ。
2010年第22回参議院議員選挙で再選。2009年9月から2010年9月まで鳩山内閣、菅内閣の厚生労働大臣政務官を務める。2011年1月から筑波大学客員教授。現在、政治倫理の確立及び選挙制度に関する特別委員会委員長、厚生労働委員会等委員。民主党税制調査会、社会保障と税の一体改革調査会副会長、民主党大分県連代表代行。

（2010年11月4日放送）

なぜ外科医から国会議員になったのか

医療行政は国民の生活と密着している。とくに高齢社会を迎えた日本にとって、医療行政の行方は目が離せない問題であろう。そこで今回は、この問題を専門とし、政治の中枢で医療改革に取り組んでこられた民主党参議院議員の足立信也氏に話を伺おう。

簡単なプロフィールを紹介すると、足立氏は筑波大学医学専門学群卒（同大学医学博士）で、かつては第一線で働く外科医であった。二〇〇四年に参議院議員として初当選し、現在は二期目。鳩山由紀夫内閣および菅直人内閣のもとで厚生労働大臣政務官を務められた経験をもつ。

まず、どうして外科医から国会議員をめざされたのだろうか。

足立「高校の同級生が、それまでの勤めを辞めて『政治の道を志す』と言ったのが二〇〇二年です。そのころ私は外科医でしたから、医療のことしかわかりませんでした。当時、日本の医療は世界一だといわれていたのですが、私は現場で危機感を抱いていました。その提言をしたいと、政治家になった彼に申し出ていたのです。

するとこ〇〇四年の参議院選挙のとき、その友人から『実際に国会の場で、自分自身で解

図3－1 医療の課題

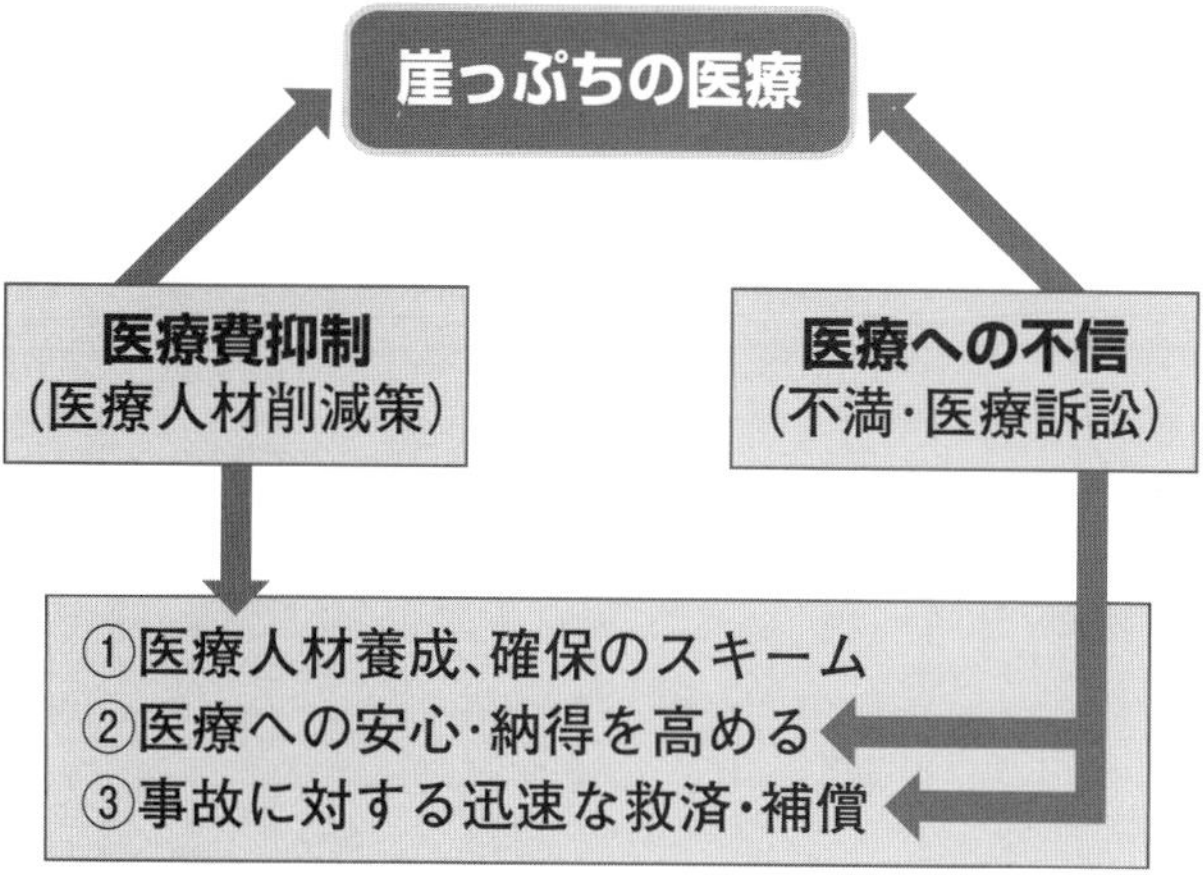

決できるじゃないか』と立候補を勧められました。そのとき、自分が国会議員になったら何ができるかを考えて書き出したところ、大量のレポートになってしまった。それで立候補を決意したのです」

医師の立場からみて、具体的に現場はどこが危ないと思われたのだろうか。

足立「ひと言で言うと、現場の疲弊です。そして、医療を提供する側と受ける側の壁です。情報が共有できておらず、医療を提供する側も受ける側も、納得していない。これでは医療本来の姿が崩れてしまうと感じました」

足立氏のそのような思いは、講演録『崖っぷち日本の医療、必ず救う！』に綴られ、経年で発行されている。また同様の提言を、さまざまな場で打ち出されている。

足立「きっかけは二〇〇六年の国会です。あの悪名高い（笑）後期高齢者医療制度をはじめ、医療制度関連法案が審議されたことで『医療国会』ともいわれました。そのときに民主党で、将来を見据えた医療政策をまとめたものが、『崖っぷち日本の医療を救う』です。一回きりの提示で終わってしまったら意味がないので、私自身の講演のなかから抜粋し、〇七年、〇八年と発行しました」

足立氏の行動は終始一貫しており、つねに論理的に進んでいく。私も外科医だが、経験値を積み重ねていくところが、とても〝外科医らしい〟。

足立「外科医と政治家は非常に似ています。どちらも、小さな小さな決断の連続なのです。その決断をするためには、論理的でなければダメだということですね。

私の二十代からの座右の銘は『紅蓮《ぐれん》』。この言葉は吉川英治『宮本武蔵』の第一巻に出てくるのですが、『身体は臨戦態勢にして、いつでも動けるように力を漲《みなぎ》らせる。しかし、心はいつも冷静に』という意味です。そして以前、長妻元厚労大臣から『政治家は warm heart, cool head が大事だ』という話を伺い、政治家も外科医も同じだと思ったのです」

多くの医師は、政治やメディアに不満があっても、ただブツブツと不満を言うだけに終わる。そう考えると、足立氏のあらゆる判断は、それに対する賛否はあるものの、理論立っていて大衆にも理解しやすい。

足立「いま求められていることは『説明力』でしょう。相手が理解してくれなければ、何をするにせよ意味がありません。これは外科医としての経験ですが、一回の説明でわかってくれる方は全体の三割程度です。二度繰り返して、やっと五割を超えるくらい。そうやって理解してくれる方を増やすことが必須だと思います。医療も、政治も」

では、足立氏は政治家として、どのような医療行政を行ないたいと思っているのだろうか。

足立「申しあげたように、日本の医療は現場からみて〝危険な状態〟です。理由は、まず医療費を抑制するために医師や看護師の数をできるだけ抑えようとしていること。もう一つは、医療を提供する側と受ける側の情報格差や理解の格差が大きいことです。これが不信や不満を生み、訴訟にまで発展したりしています。これらを一つひとつ解決しなければなりません」

医師不足については、じつは医療現場にいる人間はみんなが感じていたことである。しかし公《おおやけ》には長らく「医師の数は足りている。問題は医師の偏在である」という意見が主流だった。この食い違いはなぜ起こるのだろうか。

足立「日本のいまの医療政策は、一九八三年に発表された『医療費亡国論』（医療費増大が国を滅ぼすという論）が根底にあります。ゆえに、医療費抑制という方向性なのです。医療従事者が増えると当然、医療費は増えてしまうので、『絶対数が不足している』とはいわず『偏在だ』といい続けてきた。この方向性は転換すべきでしょう。

そこで、私の政務官時代に、初めて各都道府県で、どの科の医師がどれだけ足りないかの調査を行ないました。二〇二三年から二五年くらいに高齢者人口がピークになりますが、そのときにどれだけ不足するかは、この調査をベースにすれば推計できるでしょう。

また情報の格差については、いかに患者や遺族の方に納得してもらえるかが重要です。海堂先生にも参加いただいたAｉ（死亡時画像診断）検討会についても、Aｉを有効に利用するスキームを、現在つくっている段階です」

たしかにいま、蒔《ま》いた種の芽がたくさん出てきている時期だと感じる。Aｉについても、私が三分ほど説明しただけで、必要なシステムだということがわかってもらえ、一カ月後には検討会がスタートした。

足立「医療関連死の死因を調べるということは、厚労省も試みをしていて、予算もモデル事業もありましたが、私はそのモデル事業を本体から変えていこうと思っていました。死因判断は医療上の診断で、医療の一環だと考えます。遺族に説明し、納得していただかなければいけない。解剖すればすべてがわかるといわれますが、日本では解剖率が三％弱しかありません。それ以前に、遺体を傷つけずに死因の診断を行なえるようにするには、Ａｉを活用するしかない。そう思い、検討会をただちに立ち上げたのです」

私はそれを目の前でみていたので、医療分野において民主党政権には大きな期待をもったものだ。

しかしいま、大臣と政務官が替わり、簡単に方向転換してしまった。解剖主体の死因究明制度から、Ａｉを活用するかたちに舵《かじ》を切ったのに、役所の担当者が替わることで、それまでの決定がオジャンになってしまった。政策の継続性を考えれば、残念で仕方がない。

画期的な「診療報酬のプラス転換」に成功

民主党政権は「政治主導」を掲げ、これによって官僚との関係が断絶したとの報道もあった。実際に政務官時代、官僚とのあいだに壁を感じたことはあったのだろうか。

足立「官僚の方々に働いてもらわなければ事は何も進みません。政務官としての私の役割は、いわばコンダクターですね。自信をもって仕事をしてもらうために方向性を示す。報告や相談にはいつでも応じるから、遠慮なく話をしにきてくれ、と言っていました」
官僚の納得を得ながらでしか物事が進まないことは、私を含め多くの国民の不満だった点だが、それは結局、方向性を決める人間が不適切だったからだろう。政治において物事を実現させるためには、官僚とのコンセンサスなしではできない。そう考えると、足立氏のような実現力のある政治家が力を発揮できる地位に就いたことは、政治主導のきわめてまれな成果だったということがよくわかる。

足立「二〇〇九年の衆議院総選挙のとき、先ほどの講演録の抜粋版を民主党の全候補者と全国会議員に配りました。これを読めば国民のみなさんの前で話ができるはずだということで、詳細に記したんですね。私が政務官になったとき、担当する部局の課長補佐以上、あるいはそれ以下の方々もほとんどこれを読んでくれていて、これから一年、二年、三年と、やるべきことは共有できていると感じました」

実際に政務官として、苦しかったことはあったのだろうか。

足立「いちばん苦しかったのは時間的制約です。厚労省のなかでも百何十の審議会や検討会があり、物事はそこで決まってしまう。そのため、会議にはできるだけ出席したいのですが、国会が始まると一日中、縛りつけられます。その日の会議や次の会議のまとめは、国会対応が終わったあとの夜などにやるしかありません。『もっと時間がほしい』『自分コピーロボットがほしい』という気持ちでした（笑）。

また制度改革、とくに法改正には非常に時間がかかります。検討に一年、実施までに一年～二年と、三年はかかるでしょう。そして、いまも実際に物事は動きはじめているのですが、目にみえる変化がないので、なかなか国民のみなさんに伝わりにくい。ですから、審議、検討、議論の経過は随時、発信していかなければいけません」

足立氏の政務官時代のいちばんの業績は、なんといっても診療報酬の改定であろう。診療報酬が十年ぶりにプラスに転じたことは、医療界からするとたいへんな事件であった。これは、どうやって成し遂げたのだろうか。

足立「最低これだけの医療費が必要だというエビデンス（根拠）を出したことが大きいでしょう。

診療報酬の決定プロセスは、社会保障審議会には二つの部会があって、まずそこで大まかな方針を決め、内閣が改定率を決めて、厚労大臣がその具体化を中医協に諮問《しもん》し、答申が返ってきて、項目ごとにプラス何％あるいはマイナス何％という数字が決定される。これまでは、二年に一回、来年度予算が決まる十二月ごろに、ある日突然、数字が出てくるかたちだったのです。

ですから数字が決まる前に、われわれのほうで大方針を決めようと思いました。そこで、ボランティアの専門検討チームをつくり、どの規模の、どの種類の医療機関が疲弊しているかのデータを集め、疲弊している機関に厚く傾斜配分できるよう、決められた財源のなかで試算したのです。そしてそれを財務省に示し、交渉しました。そして、この大方針を政務三役が決定し、その後、社会保障審議会の二つの部会で決定して実現したのです」

通常、「これだけ足りない」と財務省にいったとしても、財務省は当然、予算を抑えようとするので、聞き入れてもらえない。そこで、「その必要性はこうだ」と証拠とともに提示して説明したということだ。驚くなかれ、いままでそれを行なっていなかったのである。

足立「厚労省の保険局や関連部署では当然、そのようなデータを積み上げているはずです。しかし当時、彼らにデータ提出を求めても、本当に出してくれるかわかりませんでした。だから自分で検討チームを立ち上げ、調査、試算を行なったのです。そうしたら、官僚側から出てきたデータとほぼ一致しました。これで、みなが同じ方向を向いてできる、と思ったわけです」

他人のデータを信用しないというのは、科学者としては当然の姿勢である。データを疑って、自身が先に検討をすることは、きわめて妥当である。

ここでわかったことは、これまでは心の底から医療をよくしようと思った人間が、医療行政にいなかったということである。医療問題を理解している人物が実際に戦ったことが、診療報酬がプラスになったいちばんのカギだろう。

足立「もう一つ大事なことは、〝一発勝負〟で決めるということです。大臣が諮問して返ってきた答申に異を唱えるには、もう一度、その会議を開かなければならないからです。そして〝一発勝負〟で決めるためには、会議のメンバーが重要です。

財務省との交渉で診療報酬がプラスになった要因の一つは、『お考えは正しい。でも実際にこのとおりになりますか』という私に対する問いに『大丈夫です。責任をもちます』と答えたことでしょう。そのため、改革の方向性をきちんと理解されている方々に、あらかじめ中医協のメンバーに入っていただいたのです。そしていま実際に、彼らの努力によって結果が出、かつ検証も毎月のようにやっています」

私はつねづね、日本の未来には明るい展望をもっている。それは現場の個々人が非常に優秀だからだ。ではなぜ日本がダメになるのかといったら、上に立つ人間に問題があるからだ。上にきちんとした人間が就けば、こうやって医療問題も是正されてゆくのである。

ライフイノベーションを成長戦略の中枢に据えよ

足立氏が政務官の地位に就いていたのは、たった一年だった。あまりに短すぎて、道半ばで終わったことが残念である。

足立「制度改正や法改正を伴えば、二年や三年かかります。いま、蒔いた種の芽は出ていると思います。それが雨風に耐えられるような幹になり、花を咲かせ、実をつけるところまでみていきたい。今年度予算も、来年度の概算要求も、われわれのところで考え出したので、方向性はできており、政策も継続してもらえると思っています。

次に大事なことは、そのような情報を民主党議員全員で共有することです。これからは、検討している内容を共有できる環境をつくらなければいけません」

いまは党と政治を行なっている現場が乖離《かいり》しているわけだ。足立氏はこれから、政務官から一歩引いた立場で、ジャンクションとなり風通しをよくする役割を果たす。

足立「私は政府側も党側も経験したわけですから、どちらも知っている人間が、それが有機的に機能するように働かなければいけません。やることはますます多い、という感じですね」

国会はある意味、機能不全を起こしている。議員は国会に全部出席しなければならないとしたら、ほかは何もできないに決まっている。国会の答弁も大事だが、制度づくりや現場視察も大事なのだ。

足立「診療報酬に関連していいますと、介護報酬は三年に一回、診療報酬は二年に一回、改定します。ですから、六年に一回、同時改定となり、それが二〇一二年にやってきます。医療と介護が連携して改正しなくてはいけない大きな改革です。

いまの枠組みのまま高齢者人口が増えれば、医療費と介護費がともに増えていくのは当然です。どれだけのものが必要で、そのために国民のみなさんにはどれだけの負担が生じるのか生じないのかを具体的に示し、理解していただくことが非常に大事だと思います」

介護現場は時間に追われ、人手不足に喘《あえ》いでいる。非常に安い給料で、非常にきつい仕事だからだ。その根底の部分をなんとかしないといけない。

足立「事務処理の効率化をいかに図るか。これは共通してできることだと思います。報酬の単価を上げても効率化が図れれば、医療費、介護費は下げられる部分も出てくるでしょう」

いま足立氏がもっとも望むことは何だろうか。

足立「政治も医療も『説明すること』が非常に大事だと述べてきました。政務官という時間的制約がとれたいまは、可能なかぎり国民のみなさんの前で、いま進んでいる内容を説明する機会がほしいと思っています。

私は歳をとったらもう一度、医療の現場に戻って、自分が政治でやってきたことを実際に肌で感じたい。そのために、将来不安のない、安心・安全を与えられる健康分野、『ライフイノベーション』と称していますが、それを日本の成長戦略の中心に据える。これがこれからの私の仕事だと思っています」

震災後の私の活動　　ゲストルーム◆足立信也

東日本大震災の後、私は約一カ月半議員会館の一室を借り、有志議員・健康分野に関する団体の役員と共に被災地の情報収集とその共有、人材の派遣と物資の供給、災害対策本部への提言を行いました。その延長線上に四月二十二日、「被災者健康支援連絡協議会」が発足し、日本初の医療・介護従事者オールジャパンの支援協議の場ができたのです。長期的な支援、そして再生のために現在五十団体以上が参加され、月一度の会合を行っています。

平成二十四年度診療・介護報酬同時改定は診療報酬＋〇・〇〇四％、介護報酬＋一・二％となりました。薬や機器の公定価格と市場価格の差額分をすべて診療報酬本体に回すことを、二度続けてできたことは極めて大きなことだと思います。これを原資に、本人・家族の意志の尊重、チーム医療・予防医療の推進を図っていきたいと思います。

新成長戦略の目玉として七件の国際戦略総合特区と二十六件の地域活性化総合特区が指定され、その内九件がライフイノベーションに関するものでした。二〇一二年を復興元年、再生元年と位置づけ、将来世代に付けを回さない日本をつくっていきたいと思います。

私も海堂さんも元外科医です。紅蓮――warm heart, cool head を保ち続けたいものです。

冷静な頭脳、あたたかい心

コマタエ後記♥駒村多恵

外科医と政治家は似ているのだそうです。論理的で冷静。でも、日常的に色々なことに耳を傾けなければならない外科医。政治家もあたたかい心を持ち、頭は冷静でなければならないと。「日本の医療は世界一と言われているのに、現場は疲弊し、医療を受ける側と提供する側、どちらも納得していない現状を打破したい」と国会議員転身を決めた足立先生。現場の声が届かないなら、自分が届けるという姿勢は番組中にも随所に見られました。

海堂さんから水を向けられ、私が特養ホームでの研修で感じた現場のジレンマをお話ししていた時のこと。途中で足立先生が上着からペンを取り出し、メモを取り始めたのです。カメラで撮影しているにもかかわらず、です。話しているこちらが怯《ひる》みそうになりました。

海堂さんはAｉ推進を提案しに行った時に「三分説明したら必要だと即答され、一週間後には動き始めていた！」と、その決断力とスピードの速さに驚いていました。

相手の話を聞き、良いと思えば即実行。時には議論して周りを納得させて進めていくコンダクターの役割も。「こういう方が厚生労働省政務官を一年しか務められないなんて！」と憤《いきどお》る海堂さんの隣で、大きくうなずく私なのでした。

厚生労働政務官の豪腕

カイドウ素描♠海堂　尊

民主党が政権奪取した鳩山内閣で厚生労働政務官を務め、数十年ぶりに医療費のプラス査定を実現させた豪腕の政治家である。当時の厚生労働大臣・長妻昭議員は、足立氏を重用し、医療分野における判断を委託することも多かったと仄聞《そくぶん》する。

Ａｉに関しても外科医時代に筑波メディカルセンター病院に勤務されていたこともあり理解が深く、強力な推進力になってくださった。厚生労働省にＡｉ検討委員会を設置する、という、ウルトラＣのような荒技も実行した。民主党内のごたごたで内閣が替わり、検討会の途中で政務官を交代されたのは、Ａｉ推進にとって残念だった。医療現場の声を吸い上げ、適切に対応してくれる政治家が出現したと思い、期待していただけに、その後の度重なる首相交代で、医療分野以外の業務にあたっているのが惜しまれる。素晴らしい人材がいても用いられなければ宝の持ち腐れである。

現在は、警察庁が推進しようとしている死因究明制度検討プロジェクト・チームにも属しているとのことである。Ａｉの真の意義に対して、無理解な議員が圧倒的多数を占める中、足立議員の見識がどのように反映されるのか、見物である。

四人目

“超”一流で日本一

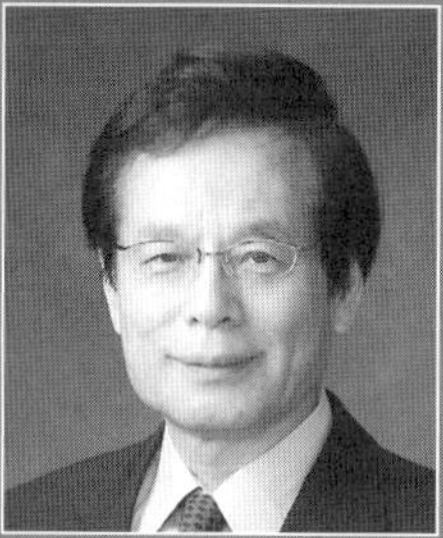

北島康雄（大学病院経営）

きたじま・やすお
社会医療法人厚生会木沢記念病院病院長。岐阜大学名誉教授。医学博士。皮膚科専門医。
1943年岐阜県揖斐郡生まれ。1968年岐阜大学医学部卒業。1973年同大学院医学研究科修了。1975年テキサス大学研究員。1977年岐阜大学医学部助手・講師。1983年自治医科大学助教授。1993年岐阜大学医学部教授。2002年岐阜大学病院長。この間日本皮膚科学会副理事長、日本研究皮膚科学会理事長歴任。2009年岐阜大学定年退職、木沢記念病院長代行を経て現職。

（2010年11月18日放送）

国立大学病院に「赤字」の概念はなかった

いま、国立大学病院の経営が危機的状況に陥っているのをご存じだろうか。もともと国立大学病院は、国からの交付金を使って運営されていたのだが、二〇〇四年の独立行政法人化によって国からの交付金が大幅に削られた結果、赤字を抱える病院が全国にごろごろあるのが現状なのだ（図4－1）。

そのようななか、国立大学病院を黒字に導いた人物がいる。岐阜大学医学部附属病院で院長を務めた北島康雄氏だ。

北島氏は一九四三年生まれの皮膚科医で、水虫と自己免疫疾患の専門家。病院長を務められた二〇〇二年から〇六年の四年間で、ＩＴ化と高度医療を軸に、同病院を全国トップクラスへと急成長させた。

まず、もともと大学病院の経営は、どういった問題を抱えていたのだろうか。

北島「独法化以前は、大学病院の運営は一〇〇％、国からの運営交付金で賄われていました。そして、どれだけ病院側が稼ごうが、稼いだお金はすべて財務省へ渡るのです（図4－2）。たとえば、岐阜大学は当時、年間百億円ほどの交付金が国から下りていましたが、実

図4−1 国立大学病院への支援金額（赤字額）の推移

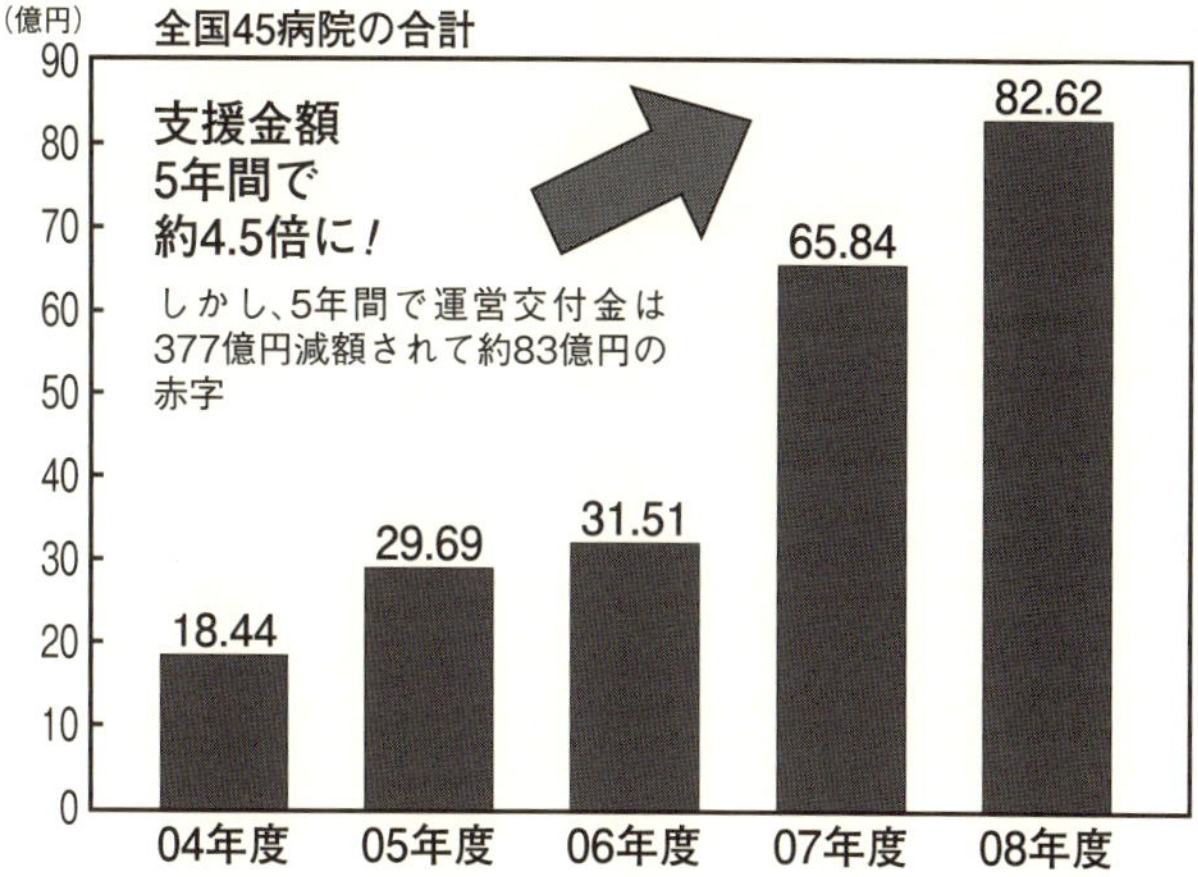

際に病院側で出る医療収入は七十五億円ほど。つまり約二十五億円の赤字です。ですが、病院には『赤字』という概念はまったくありませんでした」

国からの交付金に頼った経営をしていれば、赤字になるのは当然である。では北島氏は、それをどうしたのか。

北島「病院経営の基本は、患者さんが『来たい』と思う病院にすること、そして医師・看護師をふくめ医療従事者が『働きたい』と思う職場にすることです。この二つがあれば、病院は必ず黒字になるはずだ、と思いました。そのために、『〝超〟一流で日本一』をめざすことを決めたのです。

独法化が実施される当時、岐阜大学病院は

図4−2 法人化で変わった大学病院の収支構造

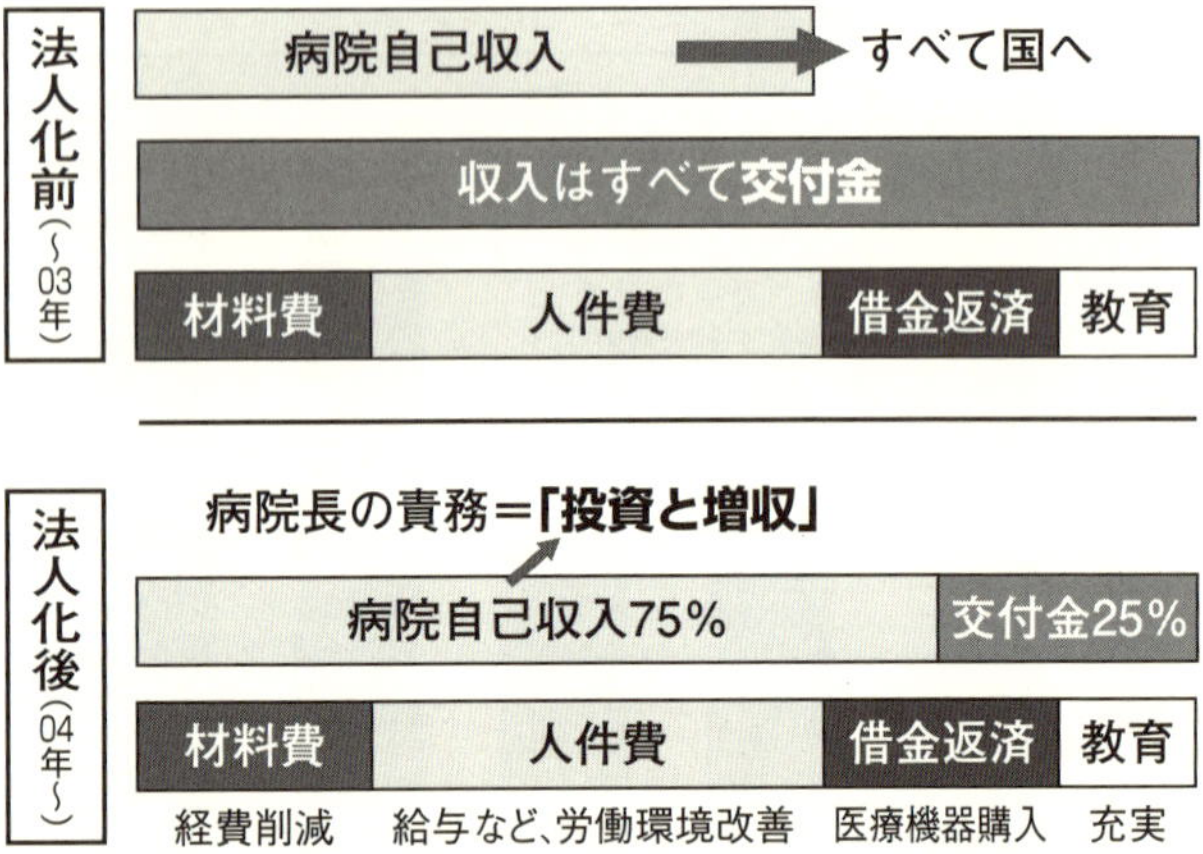

三重大学や浜松医科大学などと合併するとか、名古屋大学医学部附属病院へ吸収されるなどと噂されていました。たしかに、政治家や役人の方々からみて、『岐阜大学』は存在が薄い。そのなかでどう生き残るかを考えたら、『超一流』『日本一』といったブランドが必要だと思ったのです」

　北島氏による最初の改革は、日本初となる完全電子カルテ化であった。検査データや患者の紙カルテをすべて電子データにし、だれでもどこでもカルテを見ることができるよう共有化することで、診察の迅速化や効率化を徹底させた。

　二つ目はドクターヘリを備えた日本最大規模の高次救命治療センターの設置である。それまでは救急医療の設備がほとんど整っておらず、北島氏が病院長に就任する前は、岐阜県の救急体制は日本のワースト5であった。だがいまではベスト5に入っている。

そもそも北島氏はどういった経緯で病院長になられたのだろうか。

北島「岐阜大学では、助手以上の職員の選挙で院長が決まります。私もそうして選ばれました。ですが、国立大学病院というのは、文部省（現文部科学省）のシナリオに従って経営されていました。官僚主導で動くため、病院長は経営の心配などしなくてもよく、医療レベルと医療の安全に対してだけ責任をもてばいい、というイメージでした」

たしかに、国立大学病院の病院長は経営のトップであるはずだが、その意識は概して薄かったといえる。しかし、これが独法化で一気に変わるのだ。

北島「独法化ののち、大学の運営会議に弁護士や銀行・地元企業トップの方々が加わり、『赤字になった場合、すべては病院長の責任です』とはっきり言われました。

じつは独法化と同じ時期の二〇〇四年、岐阜大学病院は新築移転しました。それを機に完全電子カルテ・システムに移行したのですが、日本初の試みなので、当然スタッフはみな戸惑いました。そのため準備期間として、病院を二カ月間外来休診、一カ月間病棟閉鎖にしたのです。この時点で外来休診中の病棟患者数が予測より激減したため、病院収入がダウンし、現金不足（赤字）額は二億円にのぼりました。さらに引っ越し費用の赤字も二億円で、年度末には計四億円もの現金不足になるという予測になってしまった。

独法化以前ならば、年度末に国がお金を出してくれるので問題ない、となります。以前、交付金の額を超えて三千万円ほどの赤字が発生したときは、文部省に原因と対策を説明して追加でお金をいただいた経験もあります（笑）」

予算が足りなければ国から補塡《ほてん》してもらえる。大学病院は、一般企業では考えられないほど、ぬるい環境だったのだ。

北島「ですが、もう国には頼れません。このままだと十カ月後にはスタッフの給料が払えなくなるとわかりました。そこで、病院の収支や人件費について、初めてまじめに考えるようになったのです」

ちなみに、もし赤字が続けばどうなるのだろう。

北島「大学学長が大学の経費を削って捻出《ねんしゅつ》するか、それがダメなら銀行に借りに行くのでしょう。現在は大学本部が出しているのが通常です。ですから、医学部が大学のお荷物になっているところが数多くあるのです」

スタッフの数を日本一にしたら儲けも日本一に

しかし北島氏は、病院経営を黒字化させた。具体的に、それはどうやって達成したのだろうか。

北島「四億円の赤字を半年でゼロにするには、純利益を月々に六千万円ほど、これまでより多く出せばいい。当時、病院全体の一カ月の収入は十億円近かったので、プラス六千万円ぐらいはそれほど大変ではない、と感じました。

しかし、それをどうやって実現すればいいのかが、わからない。要するに財務諸表を読める人間が、大学病院にはいなかったのです。そこで、戦略を立てる人間として病院経営に詳しい公認会計士を、私の補佐として常勤で雇いました」

これは医者らしからぬ発想だが、簡単に雇えるものだろうか。さらに給与や経費はどうしたのだろう。

北島「独法化する前には、院長が自由に使ってよい『院長裁量経費』というものが、岐阜大学規模で二億円ありました。しかし、独法化後のプランをみたところ、その経費がなくなっていた。私はこれに異を唱え、院長裁量経費二億円を確保したのです。そして、岐阜生まれの岐阜育ちで、『大学病院運営は私に任せろ！』という意気込みのある公認会計士を紹介してもらいました。大学本部からは不快感が示されましたが、自分の裁量経費で必要な人間を雇うのはどこが悪いか、といった具合です（笑）」

では公認会計士を雇ったのち、どういったことを行なったのだろうか。

北島「事務部に机を置き、毎日事務官と一緒に仕事をしてもらいました。会議でも私の横に座り、病院の経営状況を説明してもらう。また事務室では、課長の横に座って経理をみてもらうことにしました。

徹底したのは、月々の収支を記録する、いわゆる『小遣い帳』をつけることです。たとえば、保険診療収入額は翌月十日に明らかになりますが、実際の入金は二カ月後の月末になるので、診療に直接必要な薬剤費および医療材料費と医療収入との収支は三カ月後にしか計算されていませんでした。このように、月々の収支（限界利益）の計算を出すことは国立時代にはなかったのですが、公認会計士に『これをやらなければ改革できません』と言われ、強引にさせたのです」

収支の計算など当たり前のことだと思われるかもしれないが、実際、大学病院という社会でそれを行なうのは非常に難しかったのだ。いちばん苦労したことは何だったのか。

北島「公認会計士を雇うことを認めてもらうことです。病院には病院事務部長がいて、大学本部には財務部長と局長がいる。当初、病院事務部長には公認会計士を雇うことを納得してもらったのですが、大学本部側が『なぜ外部の人間を入れることを許したんだ！』と怒ったそうです。

ですが経営会議での報告は、私よりも専門家の説明のほうが、やはりわかりやすい。そこで、学長に強引に許可をもらって会議への出席を認めさせました。実際に公認会計士の方の説明を聞くと、みなも納得してくれました」

ほかに、どのような改革に取り組まれたのだろうか。

北島「低かった医師の給与を上げ、不足していた看護師も二年で八十人増員しました。余談ですが、赤字削減に取り組むはずが経費のかかることを次々とするという案に、大学本部の財務部長は心配になって、大学病院監視委員会というのをつくったんです。腹が立って、委員会理事に『ではあなたが院長をやってください』と開き直ったら、『まあまあ、北島院長の好きにやって結構ですよ』と言ってくださった（笑）。それで私も思いっきり取り組めました」

その結果、病院は見事、半年で赤字から脱却してしまったのだ。具体的な数字を挙げていただこう。

北島「それまで国立大学病院の平均稼働率は八六％で、岐阜大学病院はそれよりも低かったのですが、八七％まで上がりました。在院日数も平均二〇・四一日のところを一七・一八日に短くし、回転率を上げました。回転率が上がれば実際に診療する入院患者数が増加するので、利益がそれだけ多くなります。

また百床当たりの看護師数を増やし、全国大学病院平均より多い七十一人にしました。これは当時日本一です。医師数と医師の給与も上げたところ、診療の回転率が高くなり、結果として医師一人当たりの収益も当時の日本一になっています（図4－3）」

スタッフの数を日本一にしたら、儲けも日本一になったという。なんとなく狐につままれたような感覚だ。医師を多く雇えば、そのぶん人件費がかかるので、支出を回収しようと思ったら、より多くの患者に選ばれる病院でなければならない。それを実現できたということなのだろう。

北島「まだ実績が出る前、人件費は四億四千万円増額するとあらかじめ宣言しました。それで先ほどの監視委員会ができたのですが、結局、この年間四億四千万円の人件費増の結果、二年間で二十七億円の増収になったのです」

図4−3 岐阜大学病院 診療実績の成果（05年度）

	大学病院全体	岐阜大学病院	成果
稼働率	86.06%	87.65%	+1.59%
在院日数（一般病床）	20.41日	17.18日	−3.23日（15位⇒3位）
100床当たりの看護師数	63.78人	71.78人	＋8人（日本一）
100床当たりの医師数	155.37人	163.86人	＋8.49人（30位⇒2位）
医師一人当たりの年間医業収益	3369,6万円	3978,1万円	＋608,5万円（30位⇒日本一）
看護師一人当たりの年間医業収益	2976,5万円	2981,3万円	＋4,8万円

※08年度医師一人の収益は4941万円（日本3位、日本1位4983万円、最下位2813万円）

平均在院日数を減らす

大学病院を黒字にするマジックをもう少し説明していただくことにする。

北島「第一に、患者側が来たいと思う病院にすること、つまり『ブランド化』が大切です。私の場合、『〝超〟一流で日本一』を掲げ、国内で最大級の救急部医師三十名を揃え、二交代制で夜間でも六〜八名の救急医が勤務しているというナンバーワンの救急医療を整備し、最新の電子カルテ・システムなどを導入しました。病院の看板は、三〜四つあったほうがいいですね」

現代は多くの情報が簡単に入手でき、「心臓病だったらあの病院」「がんならこの病院」と患者自身が選択できる。これまで大学病院は地元密着というイメージが強かったが、いまや遠方から来てもらえることも大切になっている。

北島「何かの分野で日本一なら、それを必要としている患者さんは全国から来てくれます。また、優秀な医師も集まりやすく、そして長いあいだ留まってくれます」

私も外科医の経験があるが、「働きにくい病院」というのはたしかにある。医師が長期で い続けられる病院づくりは大切だ。だが、そのようなことが可能なのだろうか。

北島「大学病院の給与は、民間病院や公立病院の半分以下です。そのうえ、三十五歳近くになってもまだ非常勤。さらに日給月給制なので、毎年三月三十一日に退職して四月一日に就職する。つまり昇給がありません。それでも大学病院にいたいと思う医師たちのモチベーションは、勉強したい、スキルアップしたいということ。そして新しい研究なり発見をして、医療を発展させたいという熱意です。

しかし病院自体が赤字になると、もはや研究なんてできません。すると優秀な医師は、外国に行ってしまう。だから、大学病院も黒字をめざさなくてはならないのです。

いま診断群分類別包括評価システム（DPC）というものがあります。これのポイントは、過去の平均在院日数の半分で治療を済ませれば一五％増の医療費が請求できるというもの。

治療を完了するための入院期間を短くすればするほど、収入が上がる仕組みです」

しかし、それでは短時間でたくさんの患者を診なければならず、医師の負担が大きくなる。いままで研究を行なっていた時間もなくなり、治療に関わらざるを得ないのではないか。

北島「実際、岐阜大学の論文数は減りました。たしかにこの仕組みでは、収入を上げようとすると、医師が研究に専念することは難しい。そこで私は、一人ひとりの負担を減らすべく医師も看護師も増やすと主張したわけですが、完全な解決には至っていません。そこは大きな課題です。

ただＤＰＣにより、在院日数が短くなるので患者側の負担も減りました。病院側からみても回転率が上がれば収入が増え、経営は改善している。また回転率が上がることで、患者さんの入院待ち時間も減っています」

ただ、患者の負担が減っているといっても、診療費が下がっていることが患者側からみてあまり目にみえてこないのだが……。

北島「これからみえてくるでしょう。ＤＰＣでやっている病院は、やっていない病院と比べて、同じ入院治療でも三割ほど安くなります」

外科手術や治療が完結するとわかっている病ならいいが、慢性の病気の場合はどうするのだろう。

北島「慢性期の病気はＤＰＣではない病院がいいでしょう。急性期の治療が終わったら、慢性期の病院に移っていただく。そういった横の連携がしっかりできれば、国公立の病院も黒字になることは可能です」

つまり、地域の病院との交流も大切になってくる。現在、北島氏は岐阜県にある社会医療法人厚生会木沢記念病院院長代行を務めておられる（二〇一一年四月、病院長に就任）が、木沢記念病院も大学病院との連携を始めている。

北島「いまはどこでも、地域医療のシステムを構築して連携を始めていますが、その際は人事を柔軟にすることが必要です。過去、木沢記念病院はほぼ大学病院の人事で動いていましたが、いまは木沢記念病院独自の研修生も一〇％程度いるというスタイルになってきました。

いま木沢記念病院をはじめ近隣の病院の教育担当者が集まり、どこの病院で育った医師も大学病院で育った医師と同様の能力をもてるようにする試みを始めています。研修指定病院から大学病院に医師を還元し、より広く深い研修ができるようにしたい。将来は、地域病院が大学病院のサテライトになるような方向にもっていきたいですね」

このシステムを成功させるためには、基幹病院の大学病院はやはり、黒字であることが望ましい。

北島氏が改革を終え、岐阜大学病院を離れて二〇一〇年で二年になるが、いま外部からどうみえるのだろう。

北島「運営交付金が減らされ、論文数が減っているのをみると、本来は研究、高度先進医療を開発したいと思っているにもかかわらず、できなくて苦しんでいるというのがわかります。初期研修医は過半数が大学病院以外で教育されていますが、いまでも、地方での専門医育成の責任は、ほぼ大学病院が負っています。これを、木沢記念病院のようなところが分担し、高度先進医療のできる医師の育成をしていかなければいけません。

大学病院の活性化なくして高度先進医療も地域医療もありません。大学病院がもっと躍動的に活動できるように、病院長の権限を大きくしてもらいたい。たとえば新しい機器を購入する場合、私立病院ならすぐに購入できる。ところが大学病院では、決定権が院長にないばかりか、予算も来年度にしか付かない。その機器を購入したころには、もう旧型になっている可能性もあります。ここを変えれば、大学病院が活性化し、地域のみなさんが高度で安心な医療を受けることができるのではないかと思います」

「一流」よりもさらに上の「〝超〟一流」を目指すためには、スピード感も大切だし、ブランド力をつけることも必要である。実現には数々の困難があるが、それが実現できれば、病院経営は成功するのだ。

大学病院の課題　ゲストルーム◆北島康雄

四百五十二床の民間病院の病院長を務めて考えることですが、病院経営で最も大切なことは、やはり、患者さんが診てもらいたい、そして、医師・看護師が働きたいと思える病院をつくることだと思います。

前者は、高度で安全な医療と共に患者さんの心に寄り添う治療（病気が治れば良いというものでないということ）を提供することです。後者は、最新の医療機器を備え最新医療知識や技術を習得できる環境の整備だと思います。

大学病院では稀少難治性、複雑化した疾患の患者さんが多いのでややもすれば「病気が治りさえすればいい」となりがちです。また、新しい機器の購入には民間の数倍の時間がかかります。一方、木沢記念病院ではロボット内視鏡手術に使う「ダ・ヴィンチ」も買うと決めて翌週には発注でき、数カ月で稼働しました。大学病院では二年はかかると思います。大学病院病院長が完全な裁量権を獲得し、経営から医療の安全を含む教育／診療に全責任を負うということが必要であると考えます。

リーダー予備軍必見⁉　北島経営塾　　コマタエ後記♥駒村多恵

さすが病院経営のカリスマ。北島先生は、医師でありながら経営者の風格がありました。四億の赤字を半年で見事黒字にしたディテールを伺っていると、何となく経営講座に来ているような錯覚を覚えたくらいです。国立大学が法人化される〇四年まで、「役人から渡された書類にハンコをつくだけだった」人とはとても思えませんでした。

収益を上げるにはブランド力が必要で、そのためには良い人材が必須。良い人材に来てもらうためには「来たくなる病院」である必要があり、それはしっかり研究もできる環境であること……と、北島先生は理念だけではなくはっきりとした高い目標を掲げ、そのために必要なことを示して行動し、結果を出されていました。それは地域の方にも喜ばれ、医師も働きやすく、病院の経営も順調になるというwin-winの関係を生むもので、北島先生が行なった改革は、病院だけでなく一般企業にも当てはまる理想の形に見えました。

先生は、皮膚科医としても受賞歴の持ち主。研究を認められた方だからこそ、病院に勤める医師が忙殺されずにちゃんと研究できる環境を整えることへの思いが深いのかもしれません。「勤務したくなる病院」の条件の一つに良きリーダーの存在も挙げられると感じました。

大学病院を黒字化する発想

カイドウ素描♠海堂　尊

二〇一〇年七月、第60回日本病院学会の市民公開講座に招かれ、お目に掛かった。二十分程度の会話で、独立行政法人化直後の岐阜大学医学部附属病院を黒字にした話がめっぽう面白かった。大学病院に勤務している医者はたいてい経営観念オンチである上に、大学病院は元々、旧弊の著しい大病院で、その体質改善は困難山積であろうことは、容易に想像できる。それでも短期間で黒字化という結果を出せた話は、伺えば伺うほど興味深く、何より黒字化できるという事実が心強かった。できればこうしたお話を多くの人に聞いてもらいたい、という気持ちが湧いてきた。この時は「海堂ラボ」の話を頂戴した直後で、是非出演してもらいたいと思ったが、当事者でさえどのような番組になるか見当もつかなかったので、非常に曖昧模糊とした出演依頼をしたのに、即座に快諾をいただいたことを覚えている。

ラボに出演された時に初めて知ったのだが、皮膚科の世界では著名な医学研究者でもあったということにも驚かされた。

大学病院経営は赤字経営になるのが当たり前、という常識を覆すには、実例を示すのが一番である。その意味で北島先生のお話が世の中に与えた影響は大きかったと思う。

五人目

動かなければいけないときは動く

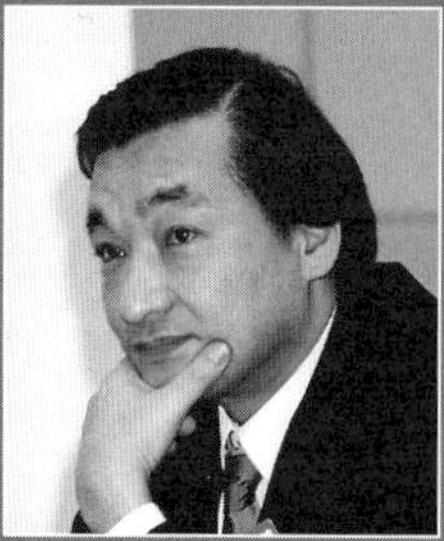

堤 晴彦（救命救急）

つつみ・はるひこ
埼玉医科大学総合医療センター高度救命救急センター・センター長、教授。
1952年生まれ。東京大学医学部医学科卒業。東京警察病院脳神経外科医員、東京大学医学部附属病院脳神経外科研修医、大阪府立病院救急医療専門診療科非常勤医員、東京大学医学部附属病院救急部研究生などをへて、1985年東京都立墨東病院救命救急センター医長に就任。1995年埼玉医科大学総合医療センター高度救命救急センター教授となり、1999年より現職。

（2010年12月2日放送）

埼玉県の交通事故死亡者数が激減した理由

今回は医療の本命ともいえる救命救急を採り上げる。

救命救急については、私は小説『ジェネラル・ルージュの凱旋』（宝島社／二〇〇七年）で扱ったことがある。お話を伺うのは、『ジェネラル・ルージュの凱旋』映画化の際に医療監修をしていただいた、堤晴彦氏（埼玉医科大学総合医療センターの高度救命救急センター教授）だ。

じつは『ジェネラル・ルージュの凱旋』の主人公・速水晃一は、堤氏をモデルにしたのではないかという憶測も飛び交った。残念ながら実際、私が彼に出会ったのは、この作品を書いたあとだった。ただ、速水晃一役の俳優・堺雅《さかいまさ》人《と》さんが「救急とは何ぞや」ということを学びに行かれた際、堤氏は会った瞬間に「彼は俺だ」と思ったという。

さて、堤氏が現在の救命救急センターに赴任したのは、いま（二〇一〇年）から十五年前。その後埼玉県の交通事故死亡者数が激減したという（図5－1）。

堤「埼玉県はもともと、人口十万人あたりの医師数が全国最下位、看護師数が最下位、ベッド数が下から二番目と、医療供給体制の基盤がとても弱い地域でした。しかし、人口十

図5－1 埼玉県における交通事故死亡者数の経年的推移

	前年度比
03年　369人	（全国ワースト2位）
04年　305人	－64人
05年　322人	＋17人
06年　265人	－57人
07年　228人	－37人
08年　232人	－　4人
09年　207人	－25人
10年　198人	－　9人

この7年間で171人減少させている。

万人あたりの交通事故死亡者数は、全国で少ないほうから四番目。もっとも少ないのが東京都で、その次が大阪府ですが、どちらも病院は多く、医師もたくさんいます」

そのような状態から、どのような「堤マジック」を使って、より死者数を少なくしたのか。

堤「救急隊と医療機関との連携をより緊密にする、ＪＰＴＥＣ《ジェイピーテック》（Japan Prehospital Trauma Evaluation and Care）を行なったことが大きな要因です。ＪＰＴＥＣとは『外傷病院前救護ガイドライン』、つまり傷病者を高度な医療施設へ迅速かつ安全に搬送するための方法のことで、これを埼玉県の全救急隊員に教育しています。

日本の救急医療体制は現在、一次、二次、三次にわかれています。一次救急は、外来で対処できて帰宅可能な患者を対象としたもの。二次救急は、命の危険はないものの入院治療を必要とする患者を対象としたもの。三次救急は、生命の危険が迫っている重篤な患者、あるいは、二次救急医療では対応できない複数診療科にわたる高度な処置が必要な患者を対象としたもの。救命救急センターは三次救急の範疇《はんちゅう》になります。

通常、交通事故などが起これば、もっとも近くの病院に搬送されてしまいます。これを、重傷外傷の場合は、少し遠くても三次救急病院である救命センターに搬送するという『トラウマ・バイパス』を徹底しているのです」

しかし、医療現場にいると、一次救急と二次救急、二次救急と三次救急の境界は非常に曖昧である。搬送されてきた患者を「これは重症外傷」と、どのように判断するのだろうか。

堤「『オーバートリアージ』を容認しています。これは重症の判断基準を低くするということ。重症にみえても実際は軽症だったり、逆に一見、軽症にみえても実際は重症だったりという患者は多くいます。そのような人を救急隊が収容依頼してきた場合には、文句を言わず、積極的に救急センターが受け入れようというものです」

しかし、それでは結果的に、三次救急で扱う患者数が増大してしまう可能性はないのか。

堤「患者数は当然、増えます。ですが一方で、それは救急隊の観察力、判断力を高めるこ

図5－2 埼玉県内飛行時間

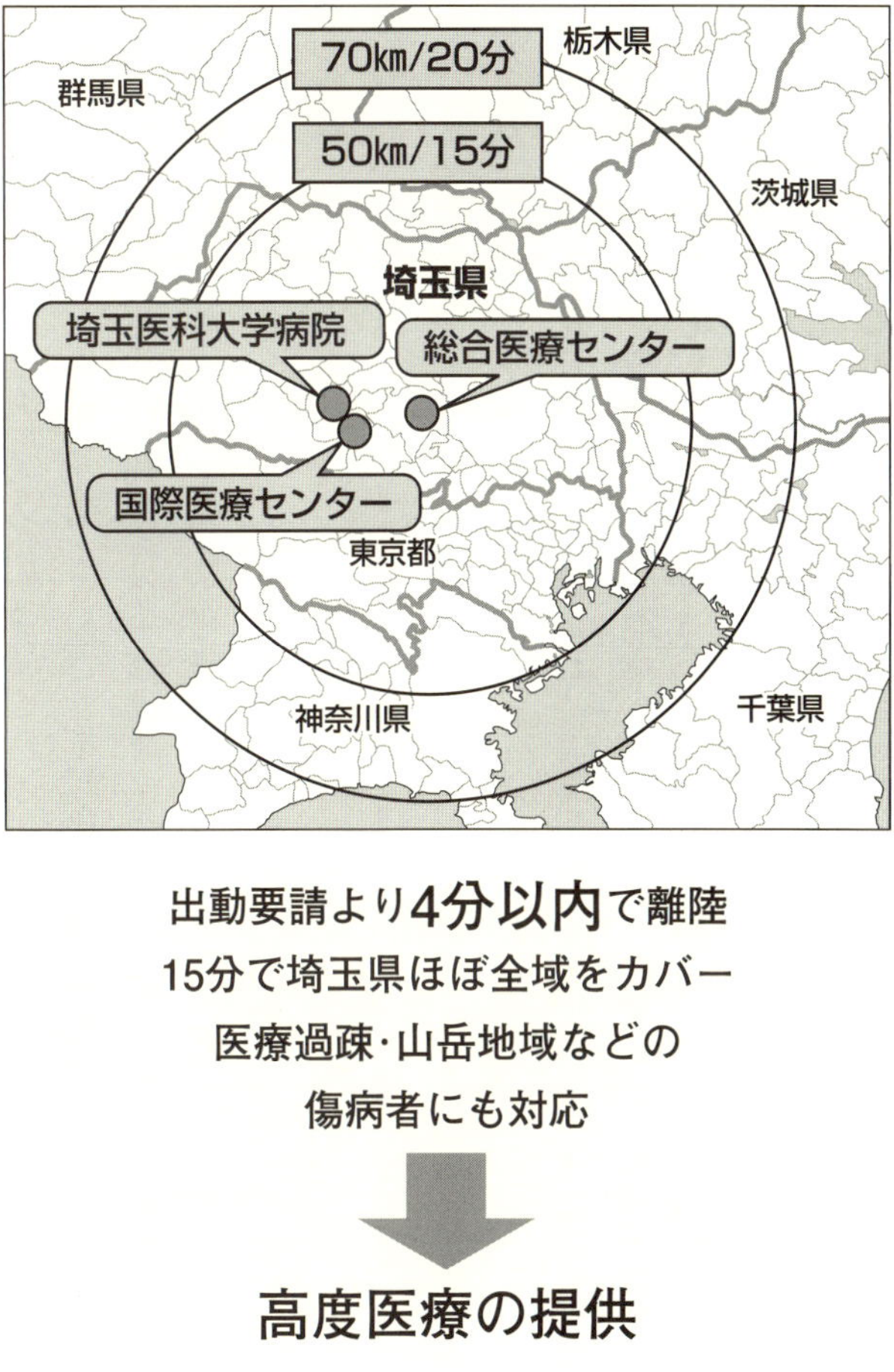
70㎞/20分
栃木県
群馬県
50㎞/15分
茨城県
埼玉県
埼玉医科大学病院
総合医療センター
国際医療センター
東京都
神奈川県
千葉県
出動要請より4分以内で離陸
15分で埼玉県ほぼ全域をカバー
医療過疎・山岳地域などの
傷病者にも対応
高度医療の提供

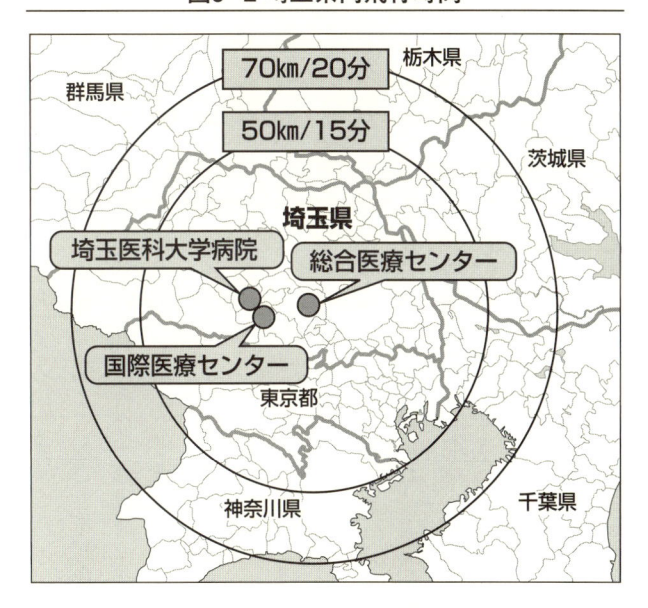

とによって減少させることもできるのです」

隊員の能力を高めるために、どのようなことを行なっているか。

堤「埼玉県では、消防学校と救急救命士養成所、それから各地域のメディカルコントロール協議会で救急隊員の教育をしています。そのなかには病院実習や人形を使ったシミュレーション実習などがあります。こうして救急隊とわれわれ医療機関の医師が、互いに顔のみえる関係を構築しているのです」

素朴な疑問だが、こういったことは埼玉県以外では行なわれていないのだろうか。

堤「程度の差があるでしょう。埼玉県は、冒頭で述べたように、もともと医療の基盤が非常に弱かった。その状況を救急隊員は理解していて、『自分たちがなんとかしなければいけない』という意識が非常に高かったんですね。また、われわれがさまざまな教育プログラムを行なうのは、通常の勤務時間以外の土日で、ボランティアです。それが信頼関係を深める要因にもなっているのでしょう」

このように救急医療の向上に尽力する堤氏だが、もともとは救急医療に携わろうとは思っていなかったという。どのような経緯で救急医療に携わることになったのかを伺った。

堤「大学卒業時は脳に興味があって、そちらの研究をやりたいと思っていました。最初に赴任した都立病院でも、脳外科医として働いていたのです。しかし、交通事故などが起これば、患者は頭だけでなく胸や腹も怪我しています。頭をみるだけでは患者は救えないことを痛感しました。そして、治療の経験を積んでいくにつれ、一人の努力ではどうにもならない、システムの問題だと思うようになったのです。

それまでの救急医療は、外科や内科の医師が、通常の医療の片手間でやっていました。しかし徐々に、救急医療は専任でできるシステムが必要だという考えができはじめていた。そこで一九八〇年、それまでの病院を辞め、救急医療を専門に行なっている大阪府立病院に、着のみ着のままで転がり込んだのです。余談ですが、当時は無給で、あるのは医師免許だけという状態（笑）。それを気の毒に思った救急部長が病院内に特別に部屋をつくってくれて、そこに住み込んで救急医療を学びました」

日本にはインターン（研修医）制度があり、研修医の期間でも給料はもらうことができる。無給で働く医師というのは聞いたことがない。

堤「そのうち、出身大学である東京大学に救急部をつくるということで『戻ってこい』と声がかかりました。東大は学問の殿堂という意識が強く、救急医療に関してはもともと熱心ではなかった。しかしあるとき、東大構内の工事中に怪我をした人が、東大病院ではなく、隣の日本医大の救急センターに運ばれたのです。これが救急部創立のきっかけのひとつとなったようです。

私は当初『研究生』という身分で、毎年三十五万円の授業料を払わなければならず、無給どころかマイナス。さらに途中で手続きを忘れて、研究生でもなくなってしまった。国立大学で身分のない人間が普通に診療をやっていた、すごい時代でしたね（笑）」

私が医師になったのは一九八八年だが、そのとき医療現場には非常に活気があった。自分のやりたい医療のためには給料などはわれ関せずで、ひたすら前に進んでいく、という感じだ。まさにその空気を表わすエピソードである。

事に当たるには出処進退に覚悟をもたねばいけない

堤氏は東大病院救急部設立に立ち会ったあと、都立墨東病院での救命救急センターの立ち上げに参加する。そして、なんと三十三歳という若さで組織のトップとなる。当時は部長といえば、みな五十歳から六十歳。辛い思いもたくさんしたのではないだろうか。

堤「じつは逆で、このようなことがありました。あるとき、看護部長が勤務表をつくり替えていた（水増し）のです。理由を聞くと、『今度、監査が入る。現状のナースの人員では監査が通らない』と言う。監査当日、私は正直に『この勤務表は嘘です』と申し上げた。そうしたら、監査に来た人も東京都の職員も全員顔色が変わり、突然、監査が中止になってしまった。あとで知ったのですが、そのとき監査に来たのは国の会計検査院。もし事実であれば、東京都知事が国に謝罪に行かなければいけない。さらに何億円もの返還義務が生じる。その日、私は院長から辞表を求められました。

そこで私は、院長宛ての辞表と、当時の鈴木俊一都知事宛てにすべてを正直に書いた手紙を用意しました。そして院長に、この辞表を受け取るときには、知事宛ての手紙も一緒に受け取ってくれといって渡したのです。

すると二、三カ月後、ナースがいきなり八人増員されました。当時、東京都は公務員の削減を迫られていた時代なのに、です。また院内の多くの職員が『堤は自らの辞表をかけてナースを連れてきた』と、みんな私の味方になってくれた。そのおかげで、救命センターの実績は急激に伸びました。このときから『動かなければいけないときは動く』が私の信念となりました。ただし、当時の私の人事考課は最低のE評価、要するに『早く辞めろ』というものでした（笑）」

結局、いま盛んにいわれている医療費不足や勤務体制が激務であるという問題も、「慣行だから」と押し切られていたせいもあるだろう。人が足りない、お金が足りない、ということは、はっきりと行政などに主張すべきなのだ。

ところで、辞表は受理されなかったのだろうか。

堤「院長は怒りっぱなしでしたが、事務長が辞表を受理しないように動いてくれて、二週間の謹慎で済みました。そして十年後、埼玉医科大学に移るときに事務長から、『これは君から預かったものだけど、お返しします』と辞表を戻されたのです。

このスタイルはいまもやっています。埼玉医科大学に就職するとき、日付の入っていない辞表を学長に出しました。『救急医療をきっちりやるためには、他の職員から嫌われることをやって問題を起こすかもしれない。それで困るようなら、辞表に日付を入れて受け取ってくれ』と。ですから私は、これまで好き勝手やってきました（笑）」

そのくらいの覚悟がないと、組織は動かせないのだろう。堤氏のこうしたモチベーションは、どこからくるというのだろう。

堤「ひとつは、若い時分に、いまだったら助けられた人を助けられなかったという思いが心にあるからです。

また父親の影響も大きい。父は銀行員だったのですが、ある企業に出向したとき、そこの経理がひどく、私が大学生のときのある夏休みに、経営改善策を書いていました。私もその清書を手伝わされた。そして『これが受け入れられなかったら、会社を辞める』といって、本当に会社を辞めてしまったのです。事に当たるには出処進退に覚悟をもたねばいけない、父の教えです。ちなみに、その会社は数年後、倒産。戦後最大の倒産として、当時新聞で話題になりました」

堤氏の辞表をしっかり抱いて運営している埼玉医科大学救命救急センターが右肩上がりなのが頷《うなず》ける。

救急医療の立て直しが医療崩壊を防ぐ

埼玉医科大学救命救急センターに赴任して以後、たいへんに感じたことを教えていただいた。

堤「赴任したときはセンター開設から十年経っていたので、医療機器が古く、ほぼ使えない状態でした。そこで機器の購入を大学に申請したのですが、実績がないということで却下されました。当然の判断かもしれません。私はそのとき、絶対に実績をつくってやろうと心に誓いました。一方、医療機器がないと医療ができませんので、必要な医療機器で、借りられるものは業者から借り、あとは全部、自分で買いました（笑）」

これは相当な額におよぶだろう。いままでそこまでした医師は聞いたことがない。

堤「それでもまだ足りない医療機器があるわけです。たまたま、埼玉県庁に〝医療整備課〟という部署があることを知り、名前通りであればここに言えば何か整備してくれるのではと思い、一人で乗り込みました。いま思えば無謀でしたが、当時の課長以下、みんななぜか温かく迎えてくれた。そして翌年、なんと補助金が一億二千万円ついたのです。そこで一気に医療機器整備が整い、診療機能が上がりました。あとは自動的に業績が上がり、大学側もほとんど申請を認めてくれるようになりました」

堤氏の「動かねばならないときには動く」という信念があってこそ達成した成果といえるだろう。さて、「業績は自動的に上がった」とはいうものの、そのほかにはどのような手を打ったのだろうか。

堤「私が赴任した一九九五年以前は、救命センターの年間の救急患者は夜間・休日で一万人ぐらいでした。そこでまず、この病院は患者を断らない救急医療をめざすという院長通達を出してもらいました。

さらに夜間院長制度をつくりました。それまで夜間は医師の責任者がいなかったのです

図5－3 埼玉医科大学救命救急センターの一次・二次救急患者数の年次別推移（夜間・休日のみ）

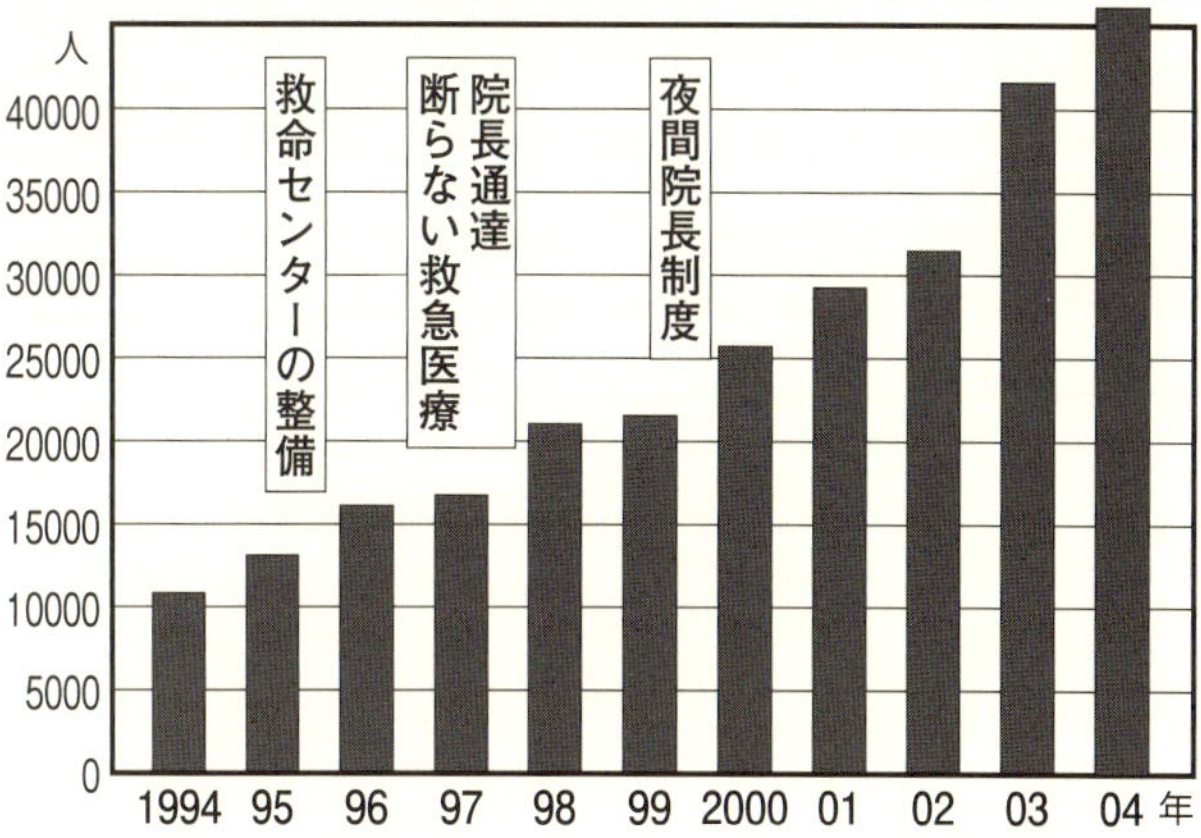

が、夜間院長を設け、権限を集中する制度にしたのです。最初は各診療科の教授、助教授が持ち回りで夜間院長を担当すると決めたのですが、結局、誰もやってくれなかった。そこで救命センターのわれわれが毎日、夜間院長をやりました。そのおかげで患者さんをわれわれの思うように動かすことができた。院内から袋叩きになりましたが（笑）。その後、患者数は右肩上がりで、二〇〇四年には四万六千人になっています（図5－3）」

「患者さんを動かす」とは、具体的にどういうことなのだろう。

堤「三次救急だと思ったが実際は二次救急で対処できる患者を、そのまま三次救急で収容すると、救命センターのベッドはなくなってしまいます。そこで、われわれの指示で病院内のほかの診療科に収容してもらうのです」

捨て身の戦法である。勝手に振り分けられるのが嫌だったら夜間院長をやりなさい、夜間院長をやらないのならばいうとおりに従いなさい、といっているわけだ。

堤「通常勤務の午前九時から午後五時までの八時間以外はわれわれが院長です。つまり、一日のうちの三分の二は、権限を握るわけです。土日を入れると、その時間はさらに長くなります。これにより、私が赴任する前は病棟稼働率がそれほど高くなかったのですが、三カ月で満床になりました」

世の中の病院の多くは「ベッド稼働率八五％超えをめざせ」といわれているのが現実である。そのなかで満床とは驚くべき実績だ。

救命救急の「肝」とはなんなのだろうか。

堤「基本的には、救命センターを運営する母体のトップの姿勢でしょう。現場が好き勝手に動いても、きちんと裏で支えてくれる人間がいて、バックアップしてくれることが、発展させる秘訣でしょう」

さらに堤氏は、救急医療自体をレスキューすることで、医療資源、経済資源をレスキューすることになるという。

堤「埼玉県においては、年間の交通事故死亡者数をここ六年間で百六十人減らしています。自賠責保険では一死亡で三千万円の補償をしていますから、それだけで何十億円の損失を防げたことになります。救急医療にお金を投入すれば、相当の医療費を抑えられます。損害保険会社だって支出が大幅に減っているはずです。その何割かを救急関係に投入すれば、さらに交通事故死亡者数を減らすことができます。

それが実現できないのは、財界と官僚の一部、それをつなぐ政治家の問題です。この三者のなかで、損保の利益が守られているという感じがします。たとえば交通事故は普通、保険診療外なのに、いまは健康保険を使わせます。それは国民の健康保険料を損保が使っているということでしょう」

そういった疑問や矛盾を解決しようとするならば、医療現場が一枚岩にならなければいけないが、そこが難しい。

堤「日本にきっちりしたシンクタンクをつくって政策提言をしていくしかないと思っています。その上で、海堂先生がよくおっしゃる『公から民へ』という考え方プラス『民から民へ』というサポートもあっていい」

同感だ。だがそのときには、堤氏のような、辞表を出してでも言いたいことを言い、やりたいことをやる人間が必要である。熱意と情熱だけでは救急医療現場は動かないが、堤氏のような行動力を併せもつ救急医がたくさん出現すれば、救急医療現場の未来は明るくなるに違いない。

堤「救急医療を立て直すこと、そして医療崩壊を立て直すことが願いです。そのためには、住民が救急医療を理解して協力してくれることが必須条件です。そしてわれわれも、住民の教育に協力し、情報を提供しなくてはいけない。当然、行政側も参加していく。さらにマスコミが正しい方向に導かなくてはなりません。そして『思いやり』という古くから日本にあって、いま忘れられつつある意識を、もう一度復活してほしいと思っています」

海堂さんとの共通点

ゲストルーム◆堤 晴彦

海堂さんも私も、ある局面においては、とるべき行動の指針は似た発想になるのかもしれない。敵を作らないようにするとか大樹に寄り添うなどといった発想は頭から消え、ひたすら〝普通の人たち〟に向けて発言することを考える。

以前、厚生労働省のある委員会に参考人として呼ばれたことがあった。そのとき、この不利な状況を変えるにはどうしたら良いかを考えた。一つは委員会にわざと遅刻し発言の順番を最後にすること、もう一つは、委員に対して発言しても何の効果もない、それなら、傍聴席のジャーナリストに向かって発言し、その人たちを通じて〝普通の人たち〟にメッセージを伝えること。結果として、十数回続いたその委員会は私の発言で一気に流れが変わった。

その後『イノセント・ゲリラの祝祭』（宝島社）を読んで驚いた。救命救急センターの医師である主人公が、厚生労働省の同じ委員会で私と同じ行動をとっていたからである。海堂さんも、さすがに、驚いた様子で、彼のブログにも、「誤解のないように書いておきますが、堤先生が発表された頃には原稿は当然仕上がっておりましたので」と書いていた（笑）。

大切なことは、「人は動かなければいけないときは動く」、この一点に尽きると思う。

速水は実在していた

コマタエ後記♥駒村多恵

映画『ジェネラル・ルージュの凱旋』で医療監修を務められた堤晴彦先生。「(堺雅人さん演じる)速水は俺だ！」とあちこちでおっしゃっていると聞いて、最初は冗談かと笑っていましたが、次第に紛れもない事実だということがわかってきました。

「勤めていた病院を辞めて救急専門科があった病院に乗りこみ、泊まり込みで無休で一年働いた」「人員不足解消を訴えるため、病院が隠そうとしたナース水増しの事実を辞表をかけて監査で告白した」など、武勇伝の数々に感心しっぱなし。助けられる命は全力で助けたいという情熱と覚悟を持ち、それで他の職員から嫌われても「救命をするにあたって必要ならばどう思われても構わない。自分の後ろには患者がいる。譲る気はない」ときっぱりおっしゃる姿はまさにジェネラル！ 思い切った改革を行なえるよう、今勤めている病院でも学長に日付のない辞表を提出済みだそうです。この堤先生の辞表エピソードを聞いた中村監督は、速水が古びた辞表を出すシーンとして映画の演出に取り入れたんだとか。あくまで海堂さんは堤先生を速水のモデルとして描いたわけではないそうなのですが、物語を地でいくヒーローみたいな人が実在するんですね。

ナチュラルボーンの救命救急医

カイドウ素描♠海堂 尊

堤先生の評判は、直接お目に掛かる前に、ある方から伺っていた。俳優の堺雅人さんである。

「ご挨拶したら、『お前は俺だ』と言って、いきなり救急医療の現実を延々三時間以上、ぶっ通しですよ、もう大変で」と穏やかな口調で淡々と言いながらも楽しそうだった。「おかげで、何とか救急医を演じられるな、と確信できたから感謝してます」とおっしゃっていた。

堤先生は二〇〇九年公開の映画『ジェネラル・ルージュの凱旋』の医療監修で、中心人物の速水晃一役を演じる堺雅人さんに、厳しくも暖かい指導をしたのだという。初めてお目に掛かったのは、その映画の初号試写の席である。映画を見終わった後、隣に座っていた堤先生とがっちり握手したのを覚えている。その後、救急医学会の特別講演やシンポジウムで幾度かお目に掛かり、A・iのシンパでもある。救急医学会のメイン・シンポジウムに私を招聘《しょうへい》し、法医学者とステージ上でやらせ合うという危険な企画も平気で立てる、剛胆な方でもある。

埼玉医大医療センターの救命救急センター長としての業務の様子とかを伺っていると、闘う救命救急医という称号はまさに適切だ、と実感させられたものである。

六人目

国民のために、正当な医療を守る

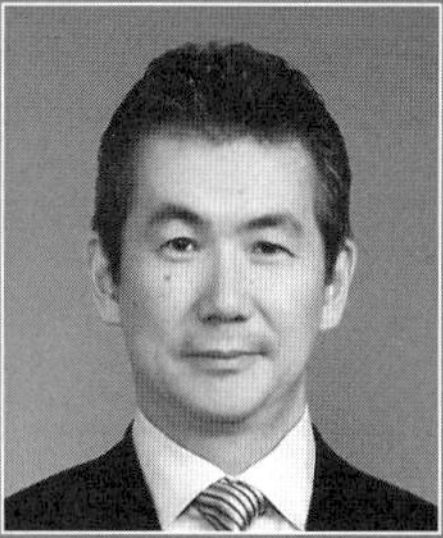

木ノ元直樹（医療弁護士）

きのもと・なおき
弁護士。木ノ元総合法律事務所所長。
1959年11月神奈川県横浜市生まれ。中央大学法学部法律学科卒業。1988年4月第一東京弁護士会登録。1996年～日本精神科病院協会顧問弁護士。2006～2011年厚労科研「医療観察法の運用における人権擁護に関する研究」研究協力者。2008年～東京地裁・医療界と法曹界の相互理解のためのPT委員。2010年東京三弁護士会医療関係事件検討協議会委員長。2010～2011年厚労科研「臓器提供施設における院内体制整備に関する研究」研究協力者。2010～2011年厚労省「死因究明に資する死亡時画像診断の活用に関する検討会」委員。2011年～日本救急医学会倫理委員。

（2010年12月16日放送）

医療裁判は泥沼化しやすい？

医療現場では、病院や医師と患者とのあいだでたびたびトラブルが発生し、ときに裁判沙汰にまで発展してしまう。医療を受ける人間であれば誰もが医療トラブルに巻き込まれる可能性があるのだが、多くの方は、自分には医療裁判など無関係だと思っているだろう。そのため、いざ当事者になったとき、どうしていいかわからなくなる。

一般の方も医療裁判について少しでも知っていただくために、医療事故裁判を専門に扱っておられる木ノ元直樹弁護士にお話を伺う。まず医療裁判とは何かを、簡単にご説明いただこう。

木ノ元　「医事紛争は、医療事故が起きたあとに患者側が、医療に問題があったのではないかとクレームを提示するところから始まります。医療裁判は、その紛争化されたもののなかで、当事者の話し合いでは解決できず、第三者に判断を求める場合の最終手段として行なわれます。

ところで、医療裁判には刑事裁判と民事裁判があり、どちらも医療過程における責任の所在の有無が問題になるのですが、刑事裁判の場合、裁判に訴えるのは検察（国）であり、『罪を犯した人に対する刑罰権の行使』という権限をもっています。簡単に言うと、『この医師がこういうミスをしたので刑罰を科したいが、刑罰権を発動してよいか』ということを、証拠によって裁判所で審議し、最終的に裁判所に判断してもらう手続きです。

これに対して医事紛争の最終段階となる民事裁判の場合は、原告も被告も一般市民で、両者が公平な立場で対決するという図式になります。そこでは、損害賠償請求権（お金を払わせる権利）を、医療事故に遭った被害者が加害者である医療側に行使できるかどうかを、証拠によって裁判所で審議してもらうのです。私が扱っているのは、主に民事裁判です」

医療裁判は、いま日本でどのくらい行なわれているのか。

木ノ元「近年、医療裁判は全国的に減少傾向にあります。私は弁護士になった一九八八年から医療裁判に携わっていますが、当時は全国で年間三百件ほどでした。しばらくはその前後の値で推移していたのですが、九九年ごろから大病院での医療事故とそれに伴う裁判が重なり、国民に『医療裁判』というものが知られるようになると、その数は急増し、二〇〇四年には約千百件にのぼります。それからは徐々に減少し、二〇一〇年現在は年間八百件くらいです」

九九年以降に裁判件数が増加したのは、医療トラブルがあったときは声を挙げていいものだ、との認識が患者側に生まれてきたためだろう。

木ノ元「私はもっぱら医療側の弁護を行なうのですが、患者側に立つ弁護士たちの熱心な活動もあって、医療裁判に対する敷居が低くなったということもいえます」

医療裁判においては、医療側専門の弁護士と、患者側専門の弁護士がいるという。

木ノ元「医事紛争は、専門家（医療）と非専門家（患者）の対決図式になります。どちら側に立つかで、みえる景色がまったく違ってしまう。それがまた紛争化しやすい要因ともいえるのですが、そのために、一件ごとに立場を切り替えて弁護するということが非常に難しい事件ともいえるのです。現在、医事紛争を扱うほとんどの弁護士は、医療側か患者側かのどちらか一方だけを行なっています」

では、木ノ元氏が医療側の弁護を手掛ける理由は何だろうか。

木ノ元「私の信念として、医事紛争の解決に医療側として積極的に関わりながら正当な医療を守りたい、ということがあるからです。日常的に医療を欲している人が大勢いるにもかかわらず、おかしなクレームに業界全体が萎縮《いしゅく》してしまい、必要な医療が放逐されてしまってはいけません」

たしかに、医療現場において、医療側に明らかなミスや悪意があれば、医療側が裁かれることに何の違和感も抱かない。しかし、意図的にしたことでなく、ごくまれなケースで過誤が起こった場合などに、それを責められては、医療側にとって酷である。

ところで医療裁判は泥沼化するイメージがあるが、実際はどうなのか。

木ノ元「昔から、長期化することが医療裁判の特徴だといわれています。ですが、裁判は紛争を解決するための手段の一つなので、途中で解決しようという機運になれば、判決の前に和解することもあります。

とくに医療民事裁判は、医療事故によって被害を受けたと感じている方が損害賠償金を払ってもらう権利を訴えかけていく手続きですので、裁判の途中で『このぐらいの金額でいい』と納得されれば、そこで終わりになります。真相がわかったのでもう裁判はやらなくていい、という気持ちになり、その段階で裁判が終結することもある。つまり、患者側の『納得』が終着点に据えられているといえます。もちろん訴えられた医療側の納得も和解の際の重要な要素になりますので、お互いに納得の接点を見出すことができなければ、最終的な判決にまで至ることになります」

「医療の素人」が判決を下すという問題

医療裁判においては、さまざまな問題点がある。私も小説で医療裁判を採り上げることがあるが、それは医療裁判にさまざまな問題があると考えているからである。

木ノ元「医療裁判が長期化したり、泥沼化したりする根本的な原因として、最終的に判断を下す裁判官が医療の素人である、ということがあります。

民事裁判は、民事訴訟法の手続きに従って行なわれるのですが、要は〝証拠〟によって裁判官が判断を下すということです。そして、裁判官が証拠をどのように評価するかは『自由心証主義』、つまり良心に従って自らの判断で決めていいのです。極端なことを言えば、一般の医療現場では考えられないことであっても、特異な一つの文献が法廷に提出されたことで、裁判官がそれを一般の医療の常識だと誤解し、判決を書いてしまうということも制度的にはありうるのです」

裁判は公平であって、その判決は正しい、というのが社会的常識だが、必ずしもそうでない場合もあるわけだ。誤った判断がなされた場合、補正する仕組みはあるのか。

木ノ元「いままでは三審制といって、地方裁判所、高等裁判所、最高裁判所という三段階でチェックする制度になっています。ですがこれは、歴史的に築かれた、あくまでも経験的な意味において現時点でベストと考えられているシステムにすぎないので、それで完全かと問われれば、決して完全とは言えないとしか答えられませんが……」

たしかに、地方裁判所において医療の素人が誤った判決を下し、上級審で審議される際にまた同じように素人が判決を行なう、というのでは意味がないように思える。

木ノ元「そこで、いま東京や大阪といった大都市の地方裁判所では、医療集中部という医療を専門的に扱う裁判体ができています。医療裁判が起きたら必ずそこで審議するようにするという、医療情報を集約する仕組みが築かれつつあります。また東京では、十三の大学病院の担当者と、裁判所、医療に携わっている弁護士が定期的に会合をもち、医療裁判が間違った方向にいかないように協議をするといったことも行なわれています」

ここで、医療事故によって患者が亡くなってしまい、裁判が行なわれる場合を考えてみよう。この場合、死因がはっきりしなければ判決の下しようがない。木ノ元氏は、その医療裁判における死因究明にも問題があるという。

木ノ元「裁判では、死因究明という名の下に、いろいろなものが証拠として提出されますが、もっとも死因究明に資すると思われているものが『解剖結果』です。ですが、これには注意が必要です。たしかに解剖によって直接の死因が判明することはありますが、さらに遡《さかのぼ》って、医療現場で何が起こったのかということまでは解剖だけからはわかりません。にもかかわらず、解剖結果は絶対的に有力な証拠だと誤解され、独り歩きしてしまうこともあるのです」

「司法上の死因究明」と「医療上の死因究明」は、思想的に根本的に異なる。「医療上の死因」は、死をもたらした直接的な原因（脳梗塞や心不全など）を指し、それは解剖なりAi（死亡時画像診断）などによって特定することができる。だが「司法上の死因」は、どういう治療がどういう過程で行なわれてきたのかという、死因につながる因果関係まで遡行《そこう》して考える。直接的な死因と死に至る過程とは、明確にわけて考える必要があるだろう。

木ノ元「裁判では、司法解剖の結果が有力な証拠として提出されることがあります。司法解剖とは、刑事手続きのなかで、警察側が法医学者に依頼して行なうものです。つまり、ここで警察は、医療過程で何かがあったのではないかということを念頭において捜査するわけですが、司法解剖は、それを確認する手段になるのです。

警察が法医に司法解剖を依頼するときには、鑑定事項というものを作成します。ここからが問題なのですが、鑑定事項のなかに『医療過程にミスがあったかどうか』を法医に問う項目が入れられるのが通例となっているのです。つまり、医療過誤があったかどうかを、法医学者に判断させせようというわけです。鑑定書において、直接の死因にくわえて『医療行為上の過程でこういうことがあったがために死亡した』と法医学者が語ってしまうと、それは裁判過程に大きな影響を及ぼします。ときには間違った方向にいくケースもあります」

よく誤解されているが、法医学者は医師ではなく、あくまで「司法の人間」であり、医療の現場のことをまったく知らないといっていい。「医療」と「医学」のあいだには、非常に大きな壁があるのだ。だが、法医学者はなまじ医学を知っているものだから、医療現場のことまで類推してしまい、ここにミスリーディングが起きるのである。

木ノ元「法医学者は、限られた予算と人員のなかで司法解剖を行なっています。直接死因を解明すること自体もたいへんな作業なのに、医療過程に問題があったか否かということまで判断を迫られている。やはり十分な検討はなかなかできないと思います」

生身の身体を扱う臨床医療と、死者の身体を扱う解剖とは、あくまで「異なる業務」なのである。

解剖結果がつねに正しいとは限らない

もう一つの問題点は、情報が閉鎖されており、監査されないということである。司法解剖が正しかったかどうかを監査するシステムがない。裁判で証拠として採用されれば監査されることになるが、裁判になるケースはごくわずかだ。ほとんどが監査されずに、闇から闇へ葬られる。そして恐ろしいことに、当事者、遺族にもその情報は伝えられない。

木ノ元「民事裁判でも、裁判所から警察や法医学教室に対して、文書送付嘱託《しょくたく》という格別の手続きにより解剖結果の開示を求めることがあるのですが、警察からは『捜査中なので開示できない』と断られてしまい、法医学教室もこれに従うというケースが多々あります」

そもそも患者側の遺族は、真相を知りたいがために裁判に持ち込んでいるのに、情報が開示されないというのは、なんとも不思議議である。

木ノ元「情報の閉鎖性が問題を生んだ事例を紹介しましょう。ある精神科の病院で、医療行為として身体拘束されている患者が、シャワーを浴びるために拘束を一時的に解除され、車いすで移動している最中に急変し、最終的に亡くなりました。ここに警察の捜査が入り、司法解剖をすることになったのです。その後、解剖の結果を病院が警察から間接的に聞いたところでは、拘束帯によって頸部《けいぶ》を絞められたことによる窒息死の疑いとの結果が出たということでした。しかしながら拘束帯は解いてあったのですから、拘束帯による頸部絞扼《こうやく》というのはまったくの間違いです。

その後、遺族から病院が訴えられ裁判になったのですが、このケースでは司法解剖の鑑定書が証拠として裁判所に出てきました。そこで驚くべき事態となったのです。

司法解剖は、三体腔《さんたいくう》開検といって、死因を確定するために頭と胸と腹を開けなければいけません。しかし『拘束帯による頸部絞扼の疑い』とした司法解剖の鑑定書を確認すると、解剖をした法医が頭を開いていないことがわかったのです。鑑定書をみるまで、この事実を誰も知りませんでした。

この司法解剖に大いに疑問がありましたので、最終的に、これが正しい司法解剖かどうかということ自体の鑑定を裁判所に依頼することにしました。裁判所によって鑑定は採用され、日本法医学会が推薦した著名な法医学者が鑑定人となり、頭を開いていない司法解剖に対し『これは司法解剖の名に値しない』と明快な意見を述べられ、司法解剖の結果は裁判所からまったく信用されない代物となりました。

結局、解剖がいい加減であったために死因を示す直接証拠はなくなり、死因は不明となってしまった。訴えられた病院はこのいい加減な司法解剖の被害者といえますが、最大の被害者は、いい加減な司法解剖を信じて裁判まで起こすことになったご遺族ではないでしょうか。

一般の方は、解剖を行なえば必ず死因が究明されるかのように思っています。ですが、いま法医学は不十分な予算のなかで解剖を行なっているので、やはり正確性は担保できません。この点は注意しなければなりません」

ご遺族が「医療事故かもしれない」と思ったときに、医師が適切な死因をきちんと伝えていれば、裁判にもならず、恨みをためることもない。死因究明を法医学者がきちんとやらなかったことによって、医療現場も遺族も不幸になる。その理由は、やはり情報が閉鎖され、誰も監査しないからではないか。

こういった問題もあって、私はA・iの導入を提唱している。A・iを医療現場に設置することで関係者は情報を知ることができ、また司法解剖も監査できる。

木ノ元「ある病院で患者が急死し、原因がわからないということで警察が捜査に乗り出しました。その警察官の要請でCTを撮ったところ、脳に占拠性の脳腫瘍《しゅよう》が発見されたのです。

残念だったのは、警察主導で行なったＣＴ検査だったので、病院から遺族に対してきちんと説明する機会がなく、ご遺族が『死後にＣＴを撮ってわかったことが、なぜ生前にわからなかったのか』という思いを抱かれたままになってしまったことです。結局は遺族が病院を訴え、裁判になってしまいました。一方、ＣＴを撮っていたことで、直接死因自体は明らかとなりました。そして医療裁判で争点を絞ることができたというメリットもありました」

いまＡｉは導入過程なので、まだまだ多くの問題が起こってしまう。ただ少なくとも、現場の弁護士に大きな情報を与えたことは朗報である。

木ノ元「この十数年間は、医師と患者のあいだの信頼関係が崩れてきた時代だったといえます。そのため、医療側に紛争を回避したいという意識が働き、手術前などに一筆取り交わしておくことも多くなりました。ただし、そういう合意文書があるからといってクレームから逃れることはできません」

これは医療の「負の連鎖」である。医療事故が発生し、患者との紛争が起こり、解決への対応で時間とお金が消費され、それによって診療体制が悪化し、再び医療事故が発生する。自己防衛のために一筆を取ることによって、患者からはさらに信頼が落ちていく――。

木ノ元「医師と患者のあいだにしっかりと信頼関係を築くことが基本です。そのうえで不幸にも患者が亡くなった場合、担当医師がまずきちんとした説明をして、ご遺族が納得し、裁判にならないで済むことがいちばんなのです。これは、ご遺族の納得という意味においてそうであることはもちろん、わが国の素晴らしい医療を守るうえでも大切なことなのです。

さきほど、患者側弁護士と医療側弁護士がいると言いましたが、そのなかで患者側弁護士の方々は、とかく『正義の味方』のようにマスコミなどでも採り上げられることが多かったように思います。一方で、医療側弁護士の努力はなかなかマスコミには採り上げられず、一般の方からは理解されにくいように思います。ですが、真に医療を必要としている患者さんや、将来医療を受けるであろう次の世代のために、日本の医療を支えるべく努力している医療側弁護士の姿を、ぜひ多くの方にわかっていただきたいと思います。今回、発言の機会をいただき感謝しております」

医療を守るということは国民共通の利益である。そのために患者側、医療側の両方の弁護士が日々努力しているということを、ぜひ知っていただきたい。

司法の立場から医療を守る

ゲストルーム◆木ノ元直樹

対談時間はあっという間に過ぎ去った。海堂先生の軽妙な司会に乗って気持ちよく話をさせていただくことができた。

海堂先生と私は同年代であり、人生において直面してきた景色には共通点が多い。それもあったのだろう、とても話のしやすい対談であった。医療側に立って国民のために正当な医療を守るべく悪戦苦闘している私のような弁護士に、スポットライトを与えていただいたことに、あらためて、最大限の謝意を表したい。

対談後の今も、「国民のために、正当な医療を守る」という私の信念にはいささかの迷いもない。海堂先生と対談して三カ月余り後に、未曾有《みぞう》の大震災が発生した。いま我々日本人は、力強く甦《よみがえ》ろうと邁進している途上にある。今日もどこかで、小さい命が新たな産声を上げていることだろう。彼らに健康という幸福が当たり前に与えられんことを願う。わが国の医療を、司法という立場から守り、かつ甦らせることに邁進したい。そう思っている。

法の番人、医療も守る

コマタエ後記♥駒村多恵

大学時代に弁護士事務所でアルバイトしていた私は、「夫が急死して戸籍を見たら、妻の欄に私じゃない知らない中国人女性の名前があった」とか、「破産してしまうが社員にできるだけ迷惑をかけたくない」とか、陳述書の下書きをまとめながら人生の切羽詰まった場面に何度も触れて人生の苦難を学んだものです。

医療裁判は生死が問題となりますからさらに事態は深刻です。賠償金の金額だけでなく、遺族のその後の人生も大きく左右しかねません。ところが、判断をする裁判所は医療の素人。不動産売買やお金の貸し借りと同じように裁くので、裁判に提出された証拠が特異で社会的な事実と違ってもそれは仕方がない……なんてことが法の常識だったなんて、全然知りませんでした！　しかし、変なクレームが正しいと判断された場合、その後の医療が萎縮気味になるのはやむを得ず、それは医療を受ける患者にとって結果的に不幸なことです。

木ノ元先生は、医療裁判が間違った方向に行かないように病院や裁判官も含めた勉強会を行なっているとのこと。医療事故専門の医療側弁護士というと、患者の敵と見なされることが多い立場ですが、こんな形で医療を守る方法もあるのかと思いました。

医療裁判の守護神弁護士

カイドウ素描♠海堂　尊

　個人的には面識がなかったが、厚生労働省の医療安全推進週間シンポジウムで、講演はお聞きし、司法関係者にもまっとうな考え方をする方がいるんだと感心していた。そうした会ではＡｉが俎上《そじょう》に登ることはまったくなかったので、いつかＡｉについてお知らせし、どう感じるか聞いてみたい、とずっと思っていた。

　その後、厚生労働省のＡｉ検討会が立ち上がる際に、委員に推薦させていただいた。

　医療事故は遺族にとっては非常に辛い事案だということを理解しながらも、そのために過度に医療を責め立てたりしたら、医療が崩壊して、結局、もっと悪いことになってしまうということを体感されている印象を受けた。

「海堂ラボ」でのお話は衝撃的だったが、そうした司法関係の不祥事はなかなかメディアにも出てこない。私に反発する法医学者も、木ノ元先生に教えていただいたエピソードを呈示するとみな押し黙ってしまったものだ。

　ご本人はキューバ革命の英雄、チェ・ゲバラの信奉者だそうで、そう考えると、その活動の様子も何となく理解できるような気がする。

七人目

より強く、より優しい治療を目指して

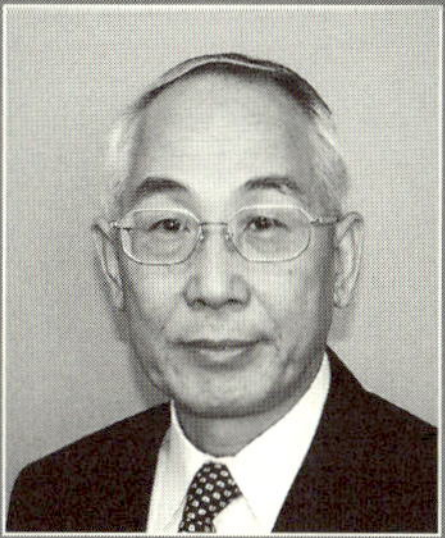

辻井博彦（重粒子線治療）

つじい・ひろひこ
独立行政法人放射線医学総合研究所フェロー。群馬大学客員教授。SAGA-HIMATエグゼクティブアドバイザー。公益財団法人医用原子力技術研究振興財団理事。
1968年北海道大学医学部卒業。1972年米国で放射線治療レジデント。北大医学部放射線科在職中に米国とスイスでパイ中間子治療プロジェクト参加。1989年筑波大学教授（陽子線医学利用研究センター長）。1994年放射線医学総合研究所 重粒子医科学センター病院長、同センター長を経て、2008年理事。2011年退任。
2005年高松宮妃癌研究基金学術賞。2005年科学技術政策研究所研究者賞。2006年国際粒子線治療グループ会長。

（2011年1月6日放送）

悪いところに限定的に効く

医療技術は日進月歩している。五年前は治療が無理だといわれていた病でも、現在では可能になったものが多くある。今回はそのなかでも注目の「重粒子線がん治療」について採り上げよう。

話を伺うのは、その道の第一人者である放射線医学総合研究所（放医研）理事（二〇一二年三月現在はフェロー）の辻井博彦氏。何を隠そう、独立行政法人放射線医学総合研究所重粒子医科学センター病院に勤めていた私の元上司でもある。

重粒子線によるがん治療はとても画期的なのだが、一般の方に理解してもらうのはなかなか難しい。最近は保険のCMなどでも名前を聞くようになった「重粒子線がん治療」とは、いったいどういったものなのだろうか。

辻井「重粒子線がん治療は、放射線による治療のひとつです。放射線治療は一般的に、電磁波の一種であるエックス線やガンマ線といわれるものを使用します。これは一般のがん治療施設ならどこでも使われているものです。

放射線治療にはまた『粒子を加速してがんにぶつけて治療をする』という方法があって、

図7－1 治療に用いられる粒子線

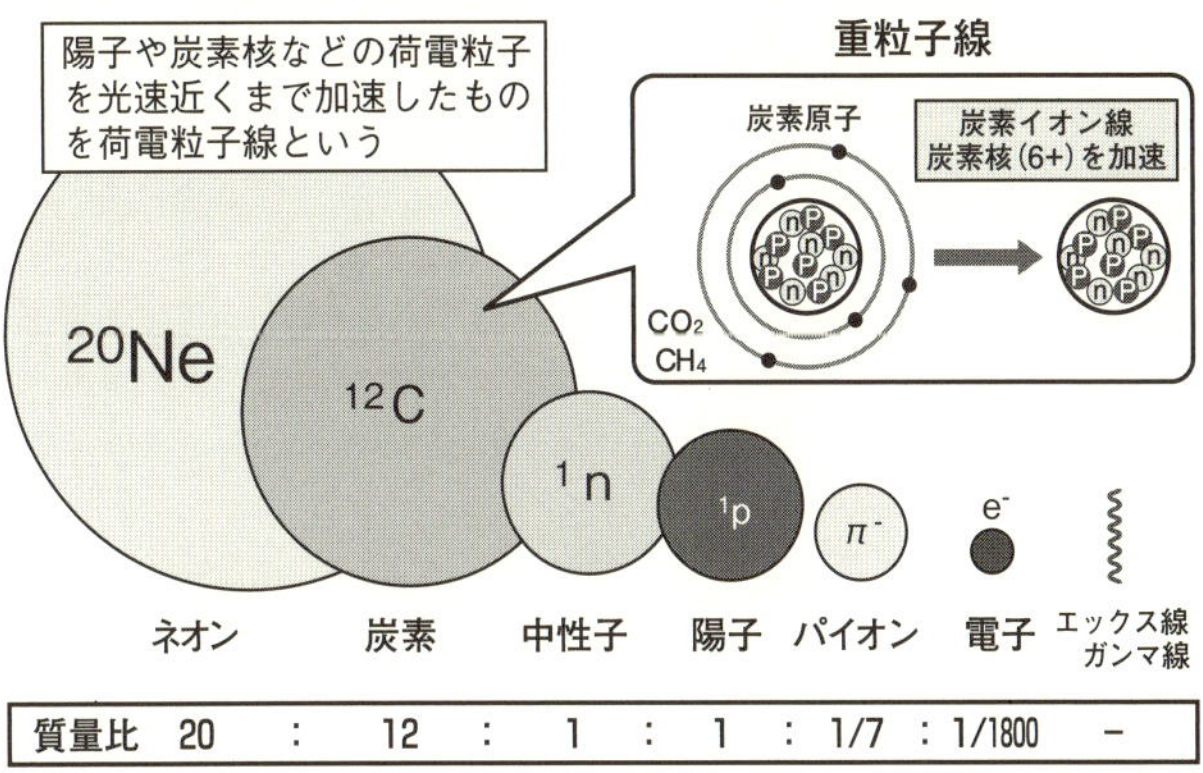

これに使われるのが陽子線、中性子線、炭素線、ネオン線などの放射線です。ここでいう重粒子とは、陽子や中性子の質量を一としたとき、その十二倍の質量をもつ炭素のことです（図7－1）。それを高速で加速し、がん細胞にぶつけて治療するのが、重粒子線治療です」

重粒子を加速するためには、かなり大がかりな施設である、重粒子線がん治療施設（以下HIMAC《ハイマック》）が必要で、タテ一二〇m、ヨコ六五mの、ちょうどサッカーコートくらいの大きさにもなる。

辻井「建物のなかには、加速器を含め、さまざまな関連装置が詰まっています。全体がコンクリートで覆われ、地下二〇mにシンクロトロン（加速器）が設置されています。

専門的になりますが、まずイオン源で炭素、シリコン、アルゴンなどの原子の電子を一部、取り除きます。その粒子を、加速器で光の十分の一程度の速さに加速し、残りの電子をすべて取り除きます。さらにこの粒子をシンクロトロンで光の八割程度の速さに加速し、各治療室に送ります。加速するための装置は大掛かりですが、実際に治療しているところは小さい三つの部屋で、一度に三人の治療を行なえるのですよ。

もともと一九八〇年代の中曽根内閣のときに、『対がん10か年総合戦略』という方針が国として打ち出され、こういった治療施設を建設しようということになって、できあがりました」

これは現在、最先端の施設であるそうだ。従来のものとどこが違い、なにが優れているのだろうか。

辻井「いま一般に使用されている放射線は、エックス線やガンマ線が主流です。しかし治療上、困った性質がある。それは『突き抜けてしまう』ことです。レントゲン写真など画像をつくる際には有益なのですが、治療となると、病巣以外の箇所にも放射線がかかってしまうのです」

つまり、エックス線やガンマ線は、がん細胞以外の健康な細胞まで傷つけてしまうのである。

辻井「それに比べて、重粒子線はプラスの電気を有する粒子の流れですので、体内の原子と相互作用を起こし、電離密度を濃くできるのです」

要するに、体内の細胞には電荷（物質の帯びている電気）があり、電気をもったものは途中で引き寄せられ、ブレーキがかかるということである。重粒子線は電気を帯びているため、体内でブレーキがかかり、突き抜けてしまうことがないのだ。

辻井「放射線治療を行なうためには、正常な組織に対して害が少ない放射線を用いることが大切です。エックス線などを使った治療では、身体表面付近でもっとも線量が強くなり、深く進むにつれて減弱します。そのため、深部のがんを治療する場合、放射線が患部に届くまでに正常組織が害を受ける可能性が高くなります。

これに比べ、陽子線や重粒子線の場合は、照射するときのエネルギーによってある深さに大量の線量を与えることができ、その前後に与える線量は少ない。そのため、線量がピークになる部分をがんの患部にあわせることにより、正常組織の障害を少なくすることができるのです（図7－2）。

重粒子線は、一定の深さで最大のエネルギーを与え、後ろに突き抜けない。がん治療では、理想的な放射線ということになります」

図7－2 重粒子線（炭素イオン線）の特徴

1. 優れた線量分布

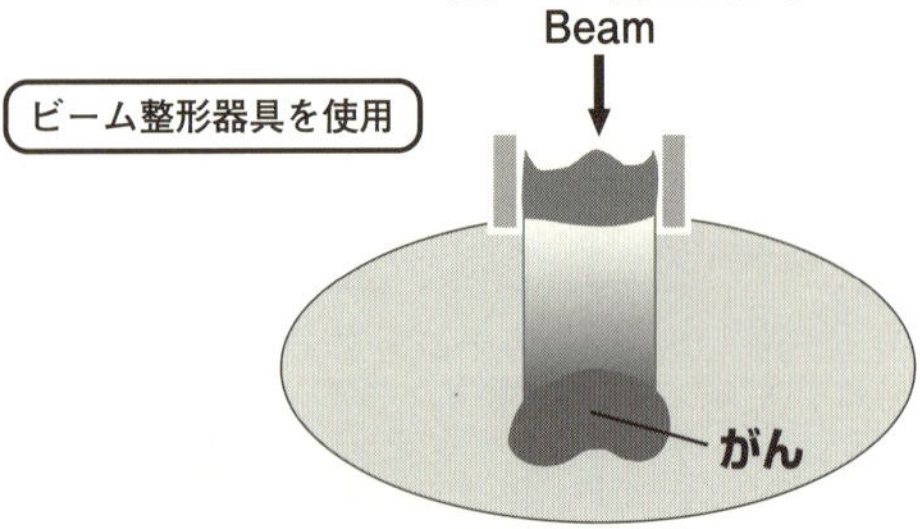

エックス線よりもがん病巣に対して高線量を集中できる。

2. 高い生物効果

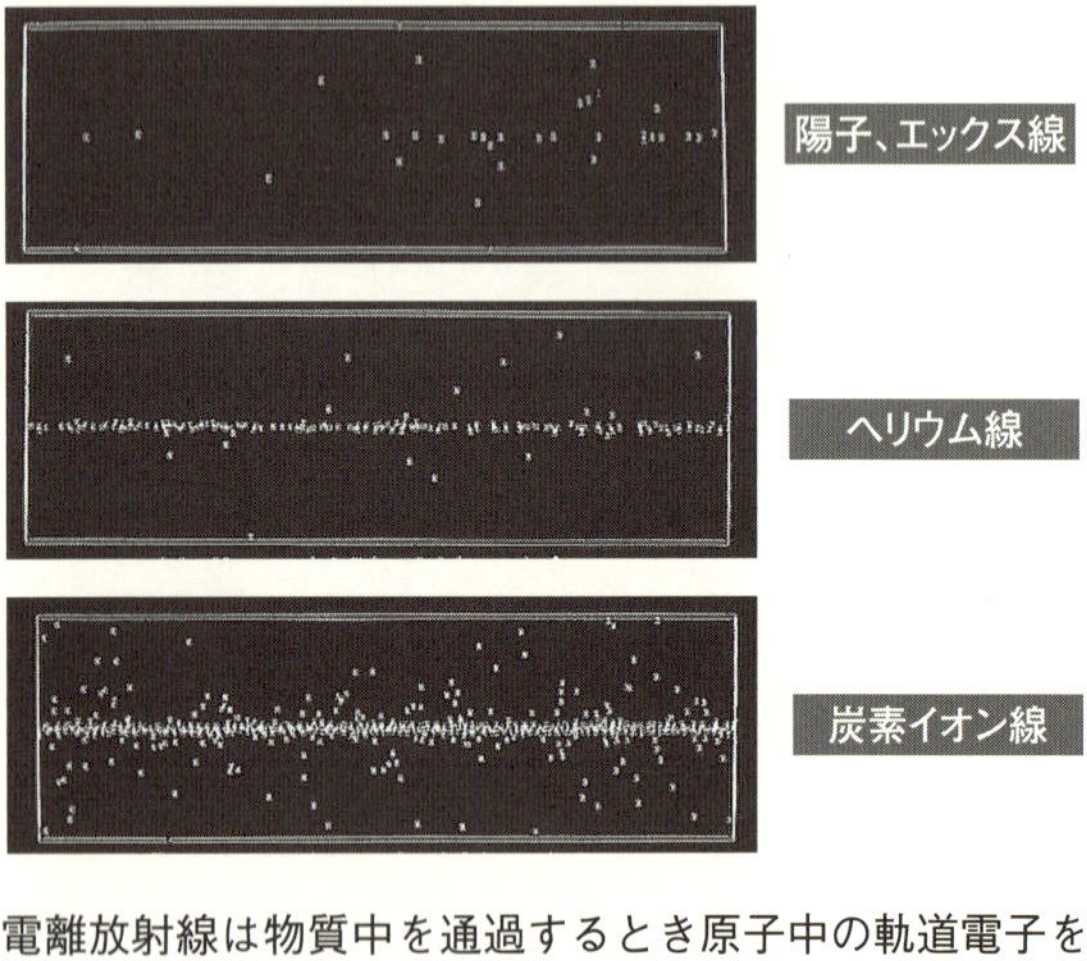

電離放射線は物質中を通過するとき原子中の軌道電子をはじき出して陽イオンと陰イオンに分離するが、これを電離作用（イオン化）という。その密度は粒子が重くなるほど高くなり、それだけ細胞致死作用も大きくなる。

高エネルギーをもつ粒子は、ぶつけると細胞をやっつける。そのうえで、普通の放射線だと周囲の健全な細胞も壊してしまうが、重粒子は悪いところに限定して効くのである。

放射線に限らず、がん治療の場合、手術で摘除するのは別として、化学療法や抗がん剤はすべて、いわゆる「毒」である。ゆえに、健康な細胞までも殺してしまう可能性があった。重粒子のように、がんにだけ効くというのは理想的である。残念ながら、抗がん剤ではまだ、そこまでのものはできていない。

いいことずくめの重粒子線治療だが、マイナス面はないのだろうか。

辻井「重粒子線の狙いが患部から外れると、まったく効かないということです。ですから、重粒子線を当てる位置を決めるため、コンピュータで精密な計算をするなど、治療の準備段階を支える技術がなければなりません」

患部に重粒子を当てるテクニックは、銃弾を狙ったところに命中させるようなもの。さらに、人間は動くものであり、体位が変われば、がんの場所も変わってしまうので、なおさら位置の特定が難しい。だが、現在は技術が発展している。患者によって固定具がつくられ、毎回、同じ姿勢で寝ることができるようになっている。

手術が困難な部位の治療が可能

あらためて実際の治療の流れを説明していただくことにする。

辻井「まず患者側から相談を受けます。そこで重粒子線治療に適応するかどうかを判断し、適応と決まればインフォームド・コンセントと並行して、ＣＴを撮ったり、固定具を作製したりします。その後、がんの位置をとらえるようコンピュータ計算を行ない、必要な道具の設計がなされます。それがすべて揃ったところで、重粒子線を当てる治療になります」

最初の相談から実際の治療まで、どのくらいの期間がかかるのだろうか。

辻井「一人の患者に対し、準備には個人差がありますが初診からだいたい一、二週間後に治療開始ですね」

この種類の病はいままで、何時間もかかるような大手術が必要だった。しかし、治療はじつに短時間で済む。

辻井「実際の治療時間は、部屋に入ってから出るまで、約二十分から三十分以内ですね。そのうち重粒子線をかけている時間は数分です。それ以外の時間はもっぱら、的を決めたり、身体が動かないように固定したりという準備時間です。各患者に固定具をつくり、がんの場所をきちんと決め、再現するための事前の準備段階がいちばん大事です」

がんは人によってどこにあるかが違う。だから先ほど述べたように、患者それぞれの固定具をつくり、毎回同じ体勢で寝られるようにする必要がある。一度つくってしまえば、次回以降も同じ固定具をはめて照射すれば、同じ場所に当てることができるのだ。

辻井「重粒子の、狙ったところにぴたりと止まるという性質を使うためには、相手に動かれては困るわけですね。残念ながら、重粒子ががん病巣を追っかけてくれるわけではないので。ですから、準備段階が非常に重要なのです。ここがうまくいかないと、患部に重粒子線をかけ損なうという事態が起きてしまいます。そうすれば、効果はまったく表われません」

この治療法は、はたしてすべてのがんに使えるのだろうか。

辻井「残念ながら、すべてではありません。たとえば、胃がんは適応外です。なぜかといえば、胃は常時、前後左右に動き、狙いを定めることが困難だからです。胃のように、壁が薄くて蠕動《ぜんどう》運動のあるものは適応外です。

また、重粒子線治療といっても、放射線治療のひとつですから、基本的には局所治療です。ですから、全身に散らばるようなタイプのがん、たとえば悪性リンパ腫、小細胞肺がん、リンパ腫は適応外です」

適応となる症例を挙げていただいた。

辻井「局所的に非常に大きく、また手術が困難なもの、また動かないものだということです。具体的には、頭頸部《とうけいぶ》がんや、肺がん、肝臓がん、直腸がんの骨盤内再発、前立腺がん。もっとも重粒子線の実力が発揮されるのは、骨腫瘍や軟部組織腫瘍です。肉腫や腺がんなど、エックス線が効きにくいタイプのがんにも非常に効きます（図7－3）。

たとえば肝臓がんは、いろいろな治療法があります。手術はもちろん、塞栓《そくせん》療法や、ラジオ波で焼き切る方法もあります。ですが、そういったものでは治療できないような、大血管や肺の近くに腫瘍があって手術することが困難な場合、それから他治療法後の再発の場合も適応例です。ただ、肝臓全体に多発性に広がってしまっている場合は、残念ながら適応外になります」

適応外のものもあるにせよ、従来は治療が難しかったがんが、重粒子線の治療法によって救われている。

ここで重粒子治療が効果的だった症例をみていこう。

辻井「代表的な症例に、骨肉腫があります。お尻のところにある仙骨に腫瘍ができて溶けていたのですが、手術をすれば、仙骨も周辺部位もすべて取り除く必要があり、重い後遺症

図7-3 放医研における重粒子線治療の登録患者数

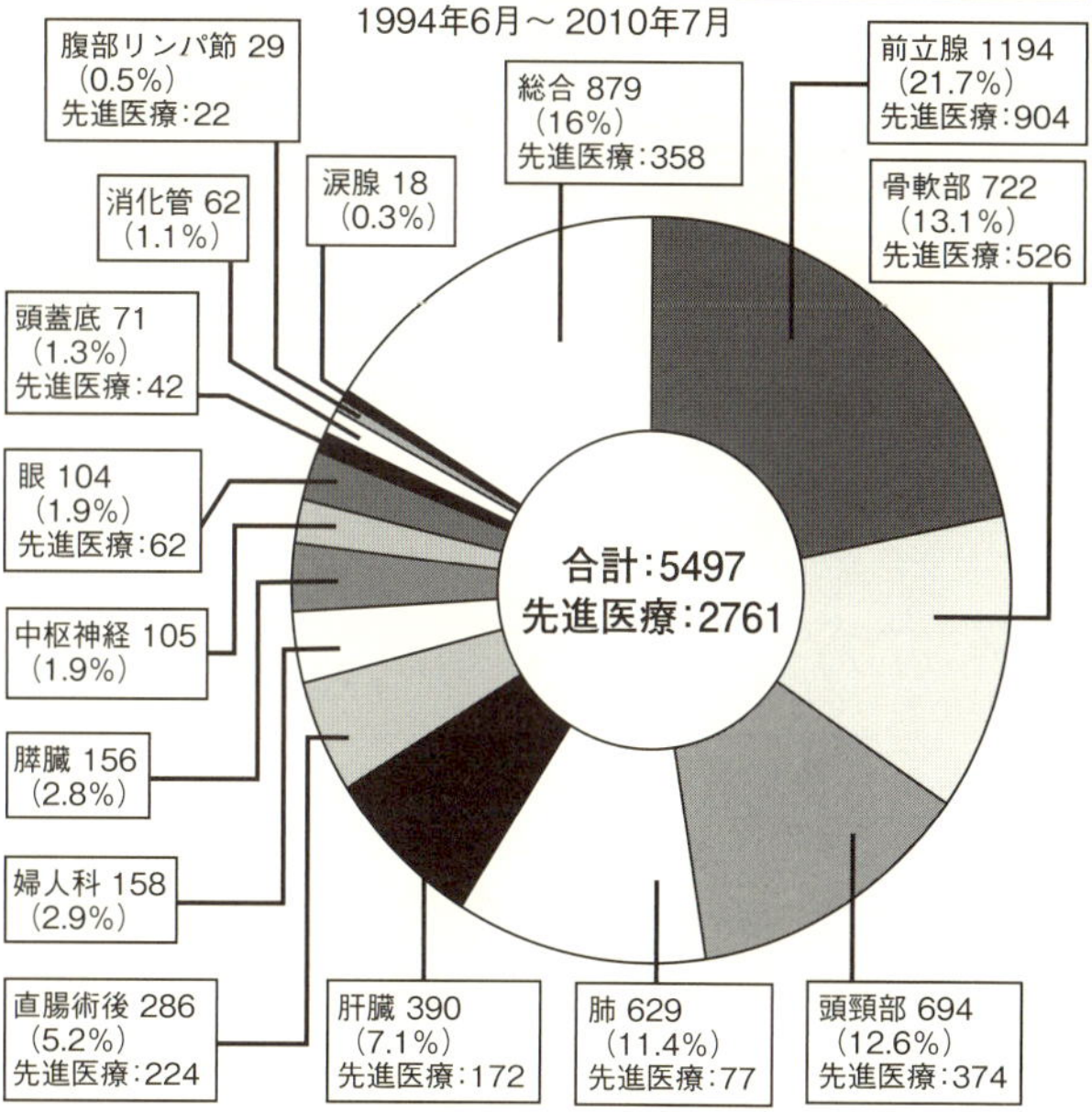

● 重粒子線治療の主な適応疾患は、前立腺がん、骨・軟部腫瘍、頭頸部がん、肺がん（主にⅠ期）、肝臓がん、および直腸がんの手術後再発など、多岐にわたっている。

● 先進医療とは、新しい医療技術の出現、患者ニーズの多様化等に対応するために、健康保険の診療で認められている一般の医療の水準を超えた最新の先進技術として、**厚生労働大臣から承認された医療行為のこと**。重粒子線治療は2003年に承認された。

が考えられました。そこで重粒子線治療を行なった結果、完全に腫瘍が消えました。この患者は、治療を始めたころは高校生だったのですが、いまは学校教師を元気に務めています（図7－4）」

骨盤や脊髄の近くにできる腫瘍は手術が難しく、一般的なエックス線が効きにくい。そのようなときは重粒子が最適であるし、成功する確率も高い。

辻井「頭頸部腫瘍にも効果があります。頭蓋《とうがい》底にまで腫瘍が達したタイプを治療したことがありますが、鼻腔内が腫瘍でふさがっていました。そこに重粒子線を集中させると、腫瘍が消失したのです。

ちなみにこれは、映画や歌で有名な『愛と死をみつめて』の主人公ミコがなった病気で、軟骨肉腫といわれる疾患です。重粒子線がもっとも効果を発揮する症例なので、もし当時、重粒子線治療が存在していたら、『愛と死をみつめて』はなかったでしょう。

肺気腫をもった肺がんにも効果的です。いまでは、この手の早期肺がんは一日一回の治療で終わります（図7－5）。治療後の再発率も一割前後と、非常に低い」

「早期発見、早期治療」はがん治療のスローガンであるが、重粒子治療では、それが早ければ早いほどいいということになる。

図7－4 仙骨の骨肉腫の治療

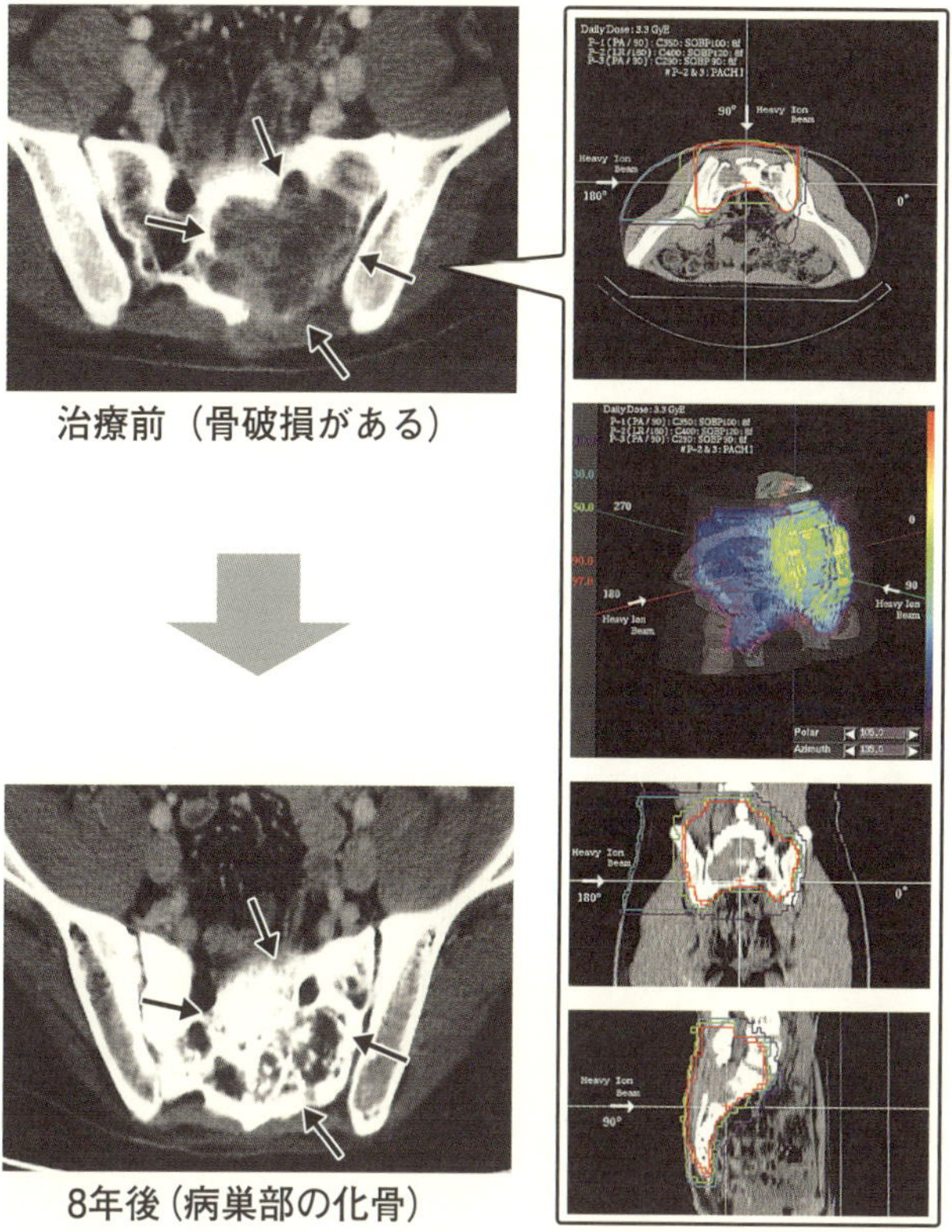

治療前（骨破損がある）

8年後（病巣部の化骨）

図7−5 重粒子線の照射回数

Ⅰ期肺がん：１回の照射で済む

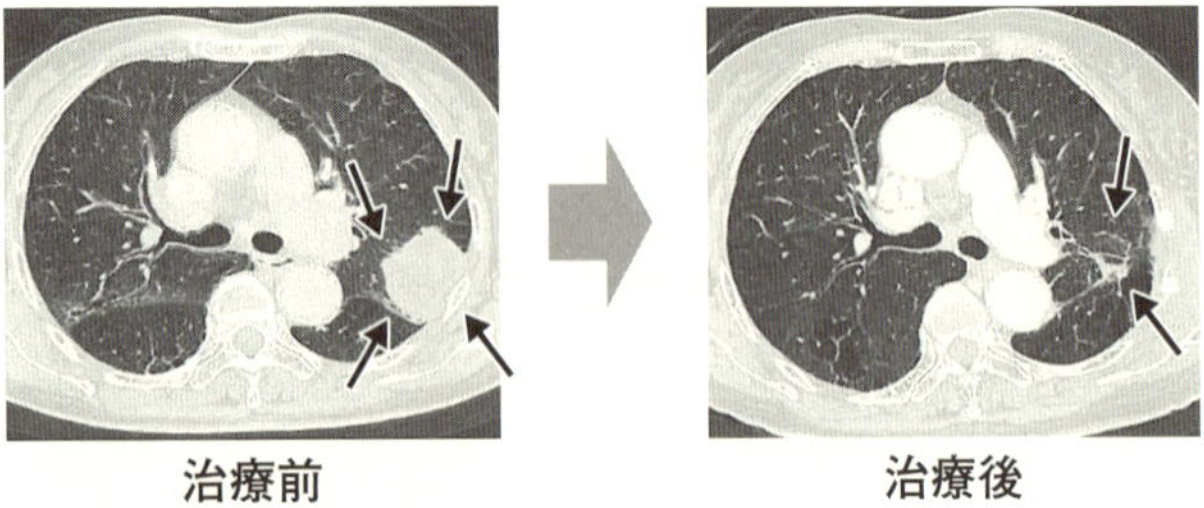

肝がん：２回の照射で済む

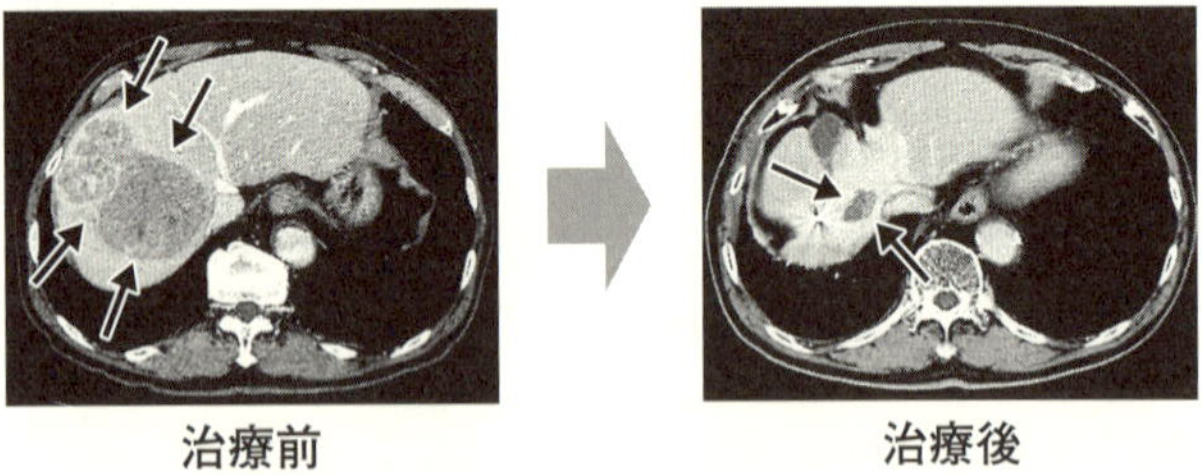

辻井「治療期間が短いことも、この治療の特徴です。一般的な放射線治療は二十回から三十回、場合によっては四十回ぐらいかかりますが、重粒子線治療は平均で十三回ほど。半分以下の治療期間です（図7−6）」

放射線治療の比較だけをみても、これだけ短縮できる。身体にダメージを受ける通常の手術と比べれば、治療期間の短さは特筆できるだろう。患者のその後の生活にも非常によい治療法である。

辻井「直腸がんの手術をした

図7−6　がん治療における平均在院日数の推移

（参考資料：厚生労働省統計表データベースシステム）

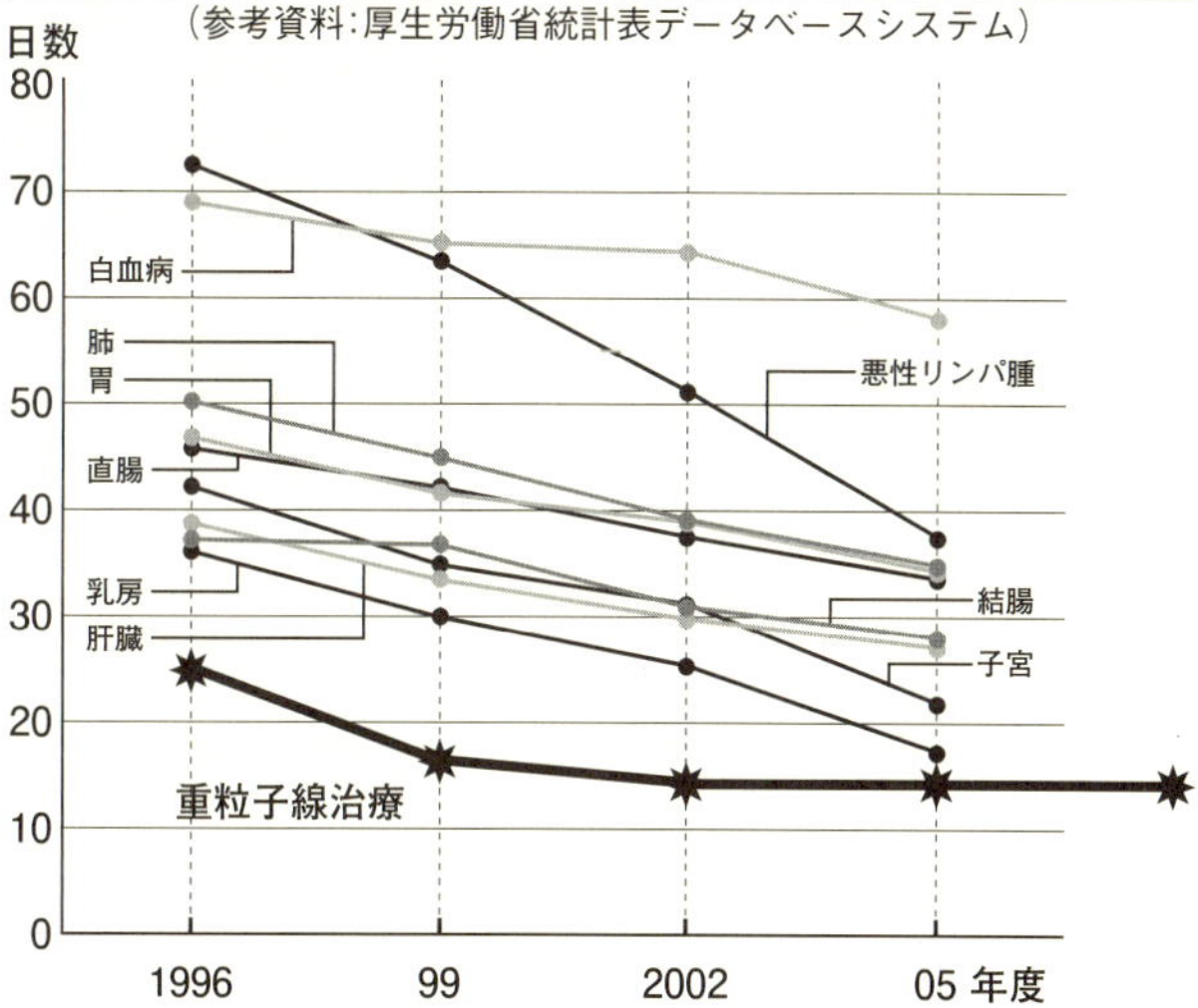

あとに、骨盤のなかに再発をきたした患者は、骨盤の底にくっついたように腫瘍ができてしまいました。手術をするとかなりの出血を覚悟しなければならない、ということで重粒子線治療をしたところ、きれいに消失しました。

手術で取れるものは、早く取ってしまったほうがいいでしょう。ただ、手術で取れないものや、取ったあとに深刻な後遺症があるものに対しては、重粒子線治療が新たな選択肢として非常に有望だと思います」

めざすは日帰り治療

そもそも、辻井氏が重粒子線治療に携

わるようになったきっかけは何だろう。

辻井「北海道大学医学部を卒業後、国立札幌病院に勤め、そのあとニューヨーク州で放射線治療の研修医をやっていました。それがきっかけになり、一九七八年、米国ロスアラモス研究所に留学しました。

当時、『パイ中間子治療』という新たな治療法が提唱されていました。パイ中間子といえば湯川秀樹博士がその存在を予言してノーベル賞を受賞した粒子であり、日本にゆかりが深いということで注目されていたのです。それを使った米国での医療プロジェクトに参加したのが、粒子線治療のきっかけです。

そのあとスイスでも同じ治療法を行ないました。その経験から八九年、筑波大学で陽子線治療を本格的にやらないかという誘いを受け、赴任しました。当時、消化器がんへの放射線治療はあまり行なわれていませんでしたが、私が主に肝細胞がんに対して陽子線で本格的に行なったわけです。さらに九四年、ＨＩＭＡＣが建設されたことで、放医研に移ったということです」

ここで登場した陽子線と、重粒子線との大きな違いは何か。

辻井「陽子と重粒子の大きな違いは、やはり重粒子のほうが重たいというイメージです。

重いぶんだけ、細胞に対する作用が、陽子線よりも二・五倍から三倍ほど強い。ですから、難治性のがんには重粒子線が適しているのです。小さくてそれほど進行していないがんの場合は、陽子線でも重粒子線でも効果は同じようなものだと思います。ただ骨肉腫とか軟部組織肉腫、あるいは頭頸部がんの大きなものは重粒子線の特徴が発揮できます」

じつは私も、この領域にいながら明快な理解には達していなかった。簡単なことではないが、この重粒子線治療を一般の人に理解してもらうことが必要ではないか。

辻井「患者側は、すべてのがんにこの治療が効くと思われている方も多いので、適応と限界をしっかり知らせていくことが重要ですね」

二〇一〇年現在、重粒子線の施設は三つしかない。そのうえ、施設にサッカーコート一面分の敷地が必要だとなると、どこにでもつくれるわけではない。今後、どのように普及していくのだろうか。

辻井「現在、従来のものより小型の装置が開発されています。その第一号が群馬大学に設置され、二〇一〇年三月に重粒子線治療がスタートしています。四五ｍから五〇ｍ四方で、だいたい体育館ぐらいの大きさですね」

少しは小さくなったとはいえ、施設建設は大がかりである。投入する資金も莫大だろう。

そのうえ治療を支えるためのスタッフが多種多様に必要となる。かなり贅沢《ぜいたく》な治療であるといえるのではないか。

辻井「重粒子治療だと、加速器の専門家、臨床と物理をつなぐパイプ役の医学物理士、運転オペレーターも必要になります。さらに診療放射線技師、看護師、医師。こういう人たちが総合で治療を行なえる環境でないと難しいですね。人材育成が非常に重要だと思います。しかし、患者側からみますと、治療のプロセスがきちんと決まっているので、先が見通せます。医師も専門化しており、いったん適応となればレールに乗ってしまう態勢なので、安心な治療になると思います」

じつはこのような医療システムはあまりない。それが重粒子治療において可能になったのは、つくり上げていく過程できちんと設計していったからだ。治療効果をきっちりと評価し、公開する過程があると、問題が出てきても議論で解決される。

さらに放医研では、内部で検討するのではなく、外部のがん専門家を集めてカンファレンス形式で検討し、その結果を公開している。これは新しい医療技術を樹立していくためには、非常に理想的なモデルである。最先端の治療技術は、今後の普及・拡大をめざすためにも、結果をきちんと評価することが重要なのだ。

辻井「当初から、データをすべてオープンにする情報公開が重要だと考えてきました。患者全員のデータが、各種委員会に提出されます。一般的には、治療する手順を決めたプロトコールを倫理委員会などで承認するという手続きが行なわれますが、われわれはそれを個々の患者についても行なっています」

現在まで何例ぐらいの治療が行なわれているのだろう。

辻井「二〇一〇年の夏時点で約五千四百人。一日の治療患者数が、だいたい六十名から多いときでは百名ほどです。一人の治療期間が一般の放射線治療より短いので、患者の滞在期間も非常に短くなります。費用も限られた医療についてのみ先進医療で行なっているので、それに付随する一般の入院費や検査費用は保険診療です。いわゆる混合診療です」

重粒子を使った最先端の治療を支えるためには、非常に多くの方の協力が必要である。信頼を得るためには、適切な情報公開と、それに伴う適切な対応が必要である。今後の目標を伺った。

辻井「今後は、日帰り治療を可能にしたいと思っています。肺がんは短期治療が可能で、肝臓がんは二日、前立腺がんも十六回ほどです。適応可能な疾患のすべてが、診断したその日のうちに計算を済ませて治療終了となる、それが夢ですね。臨床データからすると、放医研は五千人以上の実績があって世界一です。すべての面でナンバーワンになりたいと思っています」

体を傷つけないで楽に治療できるということは、本当に魅力的だ。近いうちこの夢が叶うことを期待したい。

十八年目を迎えた重粒子線治療

ゲストルーム◆辻井博彦

一九九四年六月、放医研で重粒子線治療が開始された。ほとんどデータがない中での船出だったので、不安で一杯だった。それから十七年、患者数は六千人以上になり、期待以上の成果と自負できるまでになった。よくぞここまで来たというのが偽らざる感想である。と同時に、まだ手探りの頃、必ずしも治療がうまくいかなかった患者さんのことが悔やまれる。がん治療に副作用はつきものであるが、線量増加に伴い消化管や皮膚などに重篤な副作用があったことも忘れてはならない。

重粒子線治療は一般に普及しているエックス線では効きにくいタイプの肉腫や、腺がん系がんにも威力を示す。さらに、病巣が脊髄とか脳幹部など重要器官・組織の近くにあっても、安全に照射できる。それだけ治療法の選択肢が増えたことになる。

さらに治療期間が短い。例えば、早期肺がんや肝がんは一、二回の照射で済み、前立腺がんでさえ、三、四週間で治療可能である。患者さんの社会復帰が早まり、高額な装置を有効に利用できるからである。この成果は、特に欧米で高い評価がえられている。重粒子線治療は他の治療法に比べて、がん病巣には「より強く」、人には「より優しい」治療法なのである。

夢は手の届く場所に

コマタエ後記♥駒村多恵

「天衣無縫な人」。海堂さんの上司だという辻井先生に、冒頭、海堂さんの印象を伺うとそんな答えが返ってきました。放射線医学総合研究所という堅い施設の中に収まりきらない型破りな人だとのこと。なるほど。納得する私の隣で、美しく、かつ、的を射た表現に動揺したのか、海堂さんはその直後、振りコメントで珍しく噛んだりしていました。

重粒子線治療は医療保険のCMなどで最近よく耳にする言葉なだけにすごく気になってい た治療法でした。丁寧に解説して下さった辻井先生とさらに具体的に噛み砕いて下さった海堂さん。上司と部下のあうんの呼吸で説明いただき本当に分かりやすかったです！　費用の問題はありますが、治療期間も短く、適応すれば体を傷つけず楽に治療できるので患者さんにとってはいいことずくめのように思えました。番組の最後、不肖駒村がゲストの夢を叶えるという体《てい》のコーナーで、辻井先生は「すべてのがんを日帰りで治療できるようにしたい」とおっしゃっていました。すでに肺がんなど一部実現しているものもあり、夢を叶える立場としては、案外簡単かも⁉と手放しで喜べますが、十六年かけてここまで確立された辻井先生の道のりを思い、深い畏敬の念を抱いたものでした。

重粒子線治療の始祖

カイドウ素描♠海堂　尊

お招きするのは申し分ない方だが、個人的に大変なプレッシャーがかかった。何しろ十年以上にわたり私の上司だった方なのだ。組織に馴染《なじ》まない体質の私を、まがりなりにも十年以上使いこなしたのはひとえに辻井先生の度量の賜物《たまもの》である。また日本にＡｉが立ち上がったのも、二〇〇〇年三月の土曜日の朝、休養中の自宅に突然電話を掛け、病院として正式決定していなかったＡｉという検査の実施を即断してくださったおかげである。

日本に重粒子線治療を根付かせた最大の功労者と言って間違いない。放射線医学総合研究所重粒子医科学センター病院の初代病院長であり、重粒子線治療の学術的班会議を構築し、重粒子線治療に関し透明性の高い、公正な評価を実施、その結果高度先進医療として認定されることになった。一九九九年のＪＣＯ臨界事故では自ら陣頭指揮を執り、前例のない事態に、必要十分かつ適切に対応し、社会から高く評価された。

最後は放医研の理事になられ、ご勇退直前の十二月にお招きし、お話を伺えたのはかつての部下としては望外の喜びだった。しかし、控え室で職場の内幕をバラされ、アシスタントの駒村さんに弱味を握られる羽目になったのは想定外だった。

八人目

最高の手術を

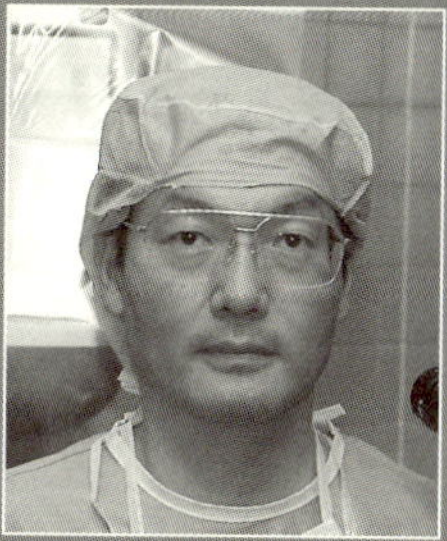

赤星隆幸（白内障手術）

あかほし・たかゆき
三井記念病院眼科部長。
1957年神奈川県横須賀市生まれ。1982年自治医科大学卒業。
4年間の僻地勤務の後、1986年東京大学医学部眼科学教室に入局。東京女子医科大学糖尿病センター眼科助手、武蔵野赤十字病院勤務を経て、1991年より三井記念病院眼科科長、92年より現職。2000年、ハルピン医科大学眼科客員教授兼任、同年上海医科大学眼科客員教授兼任。2007年イリノイ大学眼科客員教授兼任。

（2011年1月20日放送）

いま白内障は三〜四分で治る！

歳をとると目の前に霞《かすみ》がかかってぼやける、視力低下が加速する――わが国は高齢化が進み、白内障で苦しむ人が年々増えている。だがじつは、いま白内障は、ある画期的な手術法によって簡単かつ劇的に治ってしまう。今回はその手術法、「フェイコ・プレチョップ法」の開発者であり、三井記念病院眼科部長の赤星隆幸氏にご登場いただく。

はじめに、知っているようで知らない白内障という病気について、説明していただこう。

赤星「目の中には水晶体という、文字どおり水晶のように透明なレンズがあります（一六五ページ・図8－1）。歳を重ねるにつれて、このレンズが濁り、光をうまく通さなくなる状態が、白内障です（一六五ページ・図8－2）。これは一種の老化現象で、六十歳以上の方は、たいていある程度の白内障をもっています」

一般の方のなかには、「白内障の手術が簡単になった」といわれても、なかなかピンとこないという方もいるかもしれない。まず白内障手術のこれまでの経緯について簡単に教わりながら、現在の状況をみてみよう。

赤星「私が医師になった三十年前は、『水晶体全摘術』が全盛でした。眼球に麻酔の注射をし、眼球を半周ほど大きく切開して濁った水晶体を凍らせて摘出し、術後は虫めがねのような分厚い眼鏡を掛けていました。

その後、眼内レンズの普及にともない、二十五年ほど前には『水晶体嚢外《のうがい》摘出術』が主流となりました。やはり眼球を半周近く大きく切開し、水晶体中央部の核を丸ごと取り出して、眼内を洗浄し、眼内レンズを入れて傷口を縫う、というものです。手術時間は三、四十分かかり、患者さんは一週間程度、入院が必要でした。

二十年ほど前から『超音波乳化吸引術』が普及してきました。これは、三㎜ほどの小さい傷口から、超音波を使って水晶体を砕き、吸い取るというものです。傷口が小さいので組織への負担が少なく、術後炎症も軽いというメリットがある。しかし、手術装置が極めて高額で、技術的に非常に難しい術式でした」

「超音波乳化吸引術」は、水晶体を覆う膜は残したまま、中身の水晶体だけを砕いて吸い取る、というものである。これが難しい理由は、その水晶体を覆う膜が非常に薄く、ちょっとしたことで破れて、さまざまな合併症を引き起こす可能性があることだ。

赤星「この手術を、誰がやっても安全かつ容易にできないかと考えたのが、約二十年前のことです。そこで、あらかじめ水晶体を小さく分割しておいて、一つずつ吸引したら簡単に手術ができるのではないか、と閃《ひらめ》いたのです。超音波を発振する鋭いピンセットのようなものがあれば、それを水晶体の真ん中に差し込み、中で広げれば岩盤に発破をかけるように水晶体は割れるのではないか、と。しかし当時は、そのような技術もサポーターもなく、ただアイディアだけで終わっていました。

ある日、宝石商がダイヤモンドを摑むために使っている鋭いジュエラー鑷子《せっし》をみつけました。それに超音波チップをあて、白内障で硬くなった水晶体に刺したらスーッと入っていき、鑷子を開いたらきれいに割れたのです。これをヒントに独自に器具を開発し、完成させたのが、『フェイコ・プレチョップ法』です」

水晶体を「あらかじめ割る」ということで「プレ・チョップ」。画期的な手術法の誕生である。ではここで、その手術法の手順を説明していただこう。

赤星「ひと昔前は眼球に麻酔の注射をしていましたが、手術時間が短くなったので、いまは点眼麻酔です。ダイヤモンドのメスを使って、角膜（目の表面にある透明な膜）を小さく切開します。角膜には血管がないので一滴の出血もありません。次に角膜の内側の細胞を保護するために粘弾性物質を入れ、水晶体を覆う薄い膜に丸い穴を開け、これを破らず、中身だけを取り出す作業に入ります。

図8－1 眼球水平断面図

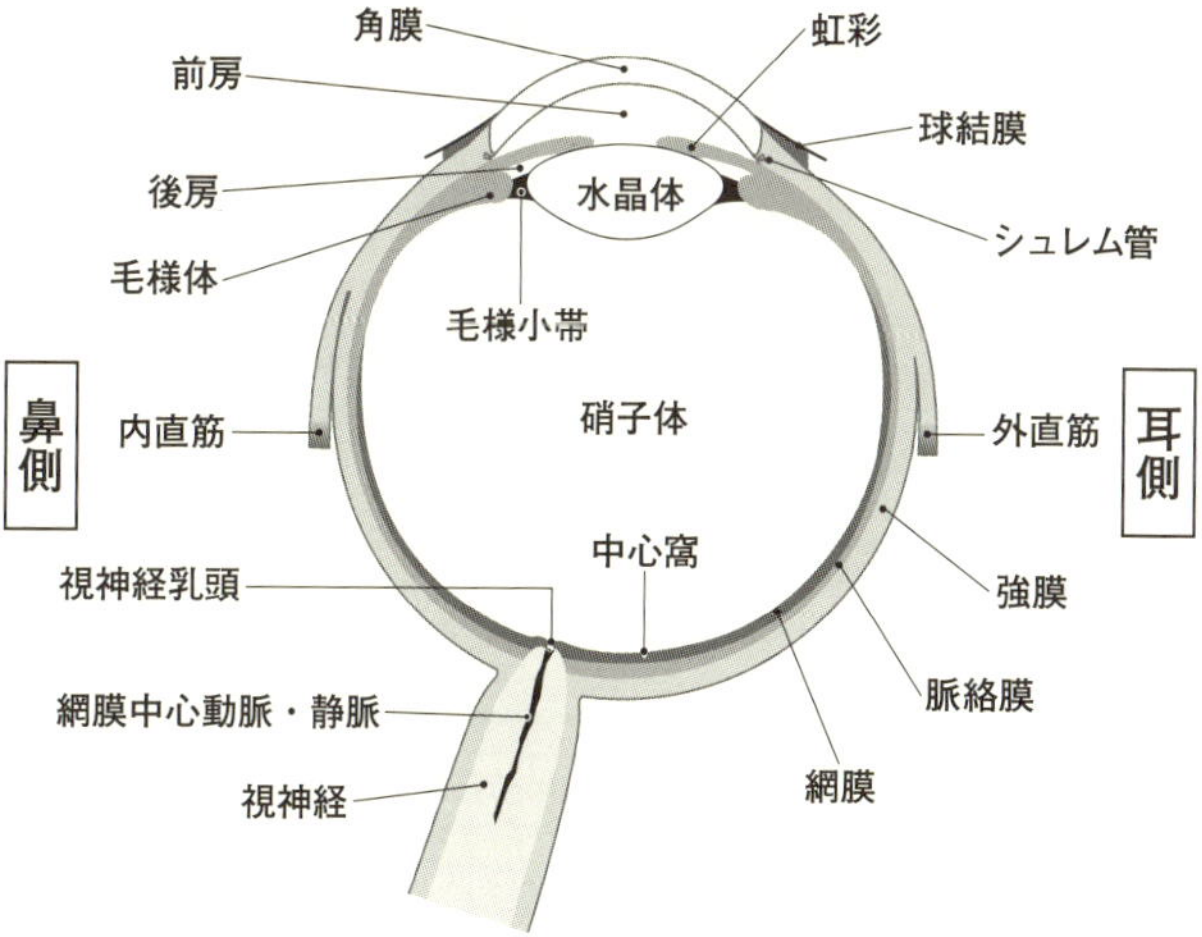

図8－2 白内障の目

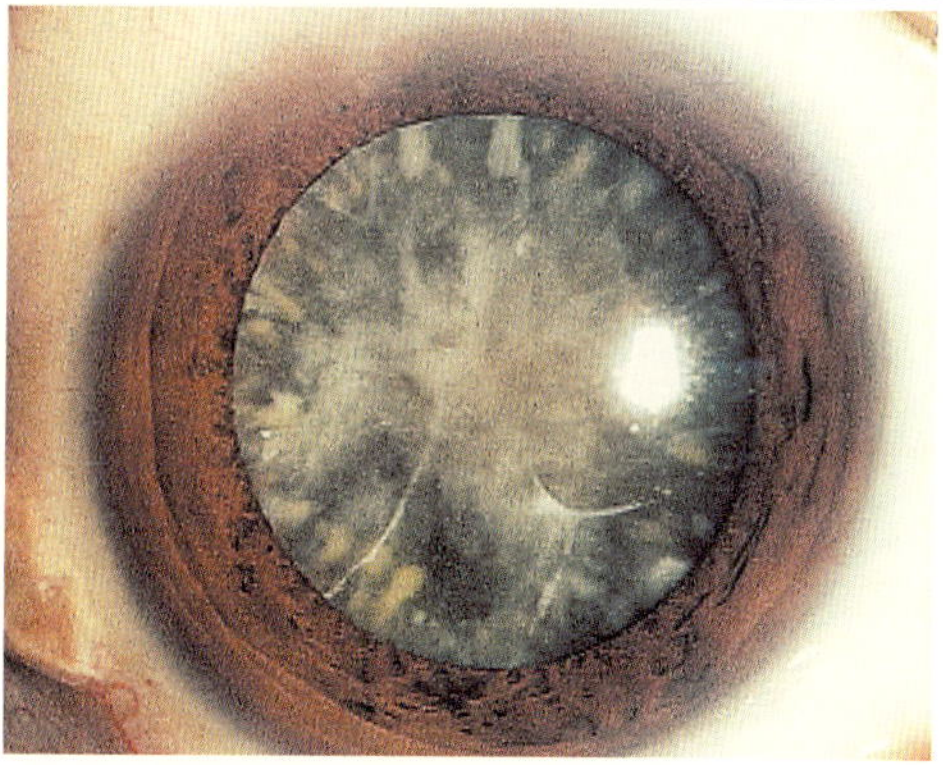

ここで『フェイコ・プレチョッパー』という、刃のついたピンセットのような器具を使います。プレチョッパーを水晶体の真ん中に入れ、左右に開くと、水晶体が割れる。そして水晶体を九〇度、あるいは六〇度ほど回転させ、さらに水晶体を小さく割っていきます。その後、小さく割れた水晶体のかけらを一つずつ、チタン製の四角い『超音波チップ』で吸い取ります。ただ吸い取るだけだと眼球がつぶれてしまいますので、横から灌流液《かんりゅうえき》という液体を流し、眼球の形を保持しつつ行ないます。このような作業に、いままでは傷口が三㎜程度は必要だったのですが、六年ほど前から、特殊な器具を用いることで傷口は一・八㎜で済むようになりました。

白内障を取り除いたあと、目のなかには水晶体を包んでいた透明な膜だけが袋状に残ります。この袋のなかに眼内レンズを移植します。レンズは直径六㎜ありますが、柔らかい素材でできているため、一・八㎜の傷口から挿入することが可能です。そして、ダイヤモンドメスの傷口はピタリとそのままくっつくため、傷口を縫う必要がありません。点眼麻酔なので、手術が終わった時点で患者さんはものをみることができるのです」

昔は眼球に注射をし、手術後は痛みを和らげるために軟膏《なんこう》をいれていたので、眼帯をする必要があったのだが、それはこの術式では必要ない。実際、この方法での手術時間はどれくらいなのだろうか。

赤星「白内障の進行具合によりますが、だいたい三〜四分ぐらいでしょう。病気が進行している方は、超音波をかける時間がかかりますので、若干は長くなります。けっして時間を競っているわけではありませんが、手術時間が長くなると組織が傷み術後の視力回復が悪くなります。また感染症のリスクが高くなります」

赤星氏はどれくらいの患者を手術しているのだろう。

赤星「一日に三十〜五十件、海外出張の期間を除き、週に六日間手術をしています。年間ですと、八千件近くなります」

驚くべき数である。また術法もさることながら、「プレチョッパー」「超音波チップ」、灌流液を流す際に必要となる「ナノスリープ」といわれる器具など、この術法に必要な器具のほとんどは赤星氏が開発したという。さらに驚くことに、これらは特許をとっていないというのである。

赤星「世界中の誰もが、この術式で安全に手術をしてほしいと願っています。いま世界の多くの会社で、おそらく百種類以上のプレチョッパーがつくられているでしょうね。

私の実際の経験上、『コンボ・プレチョッパー』と『ユニバーサル・プレチョッパー』と

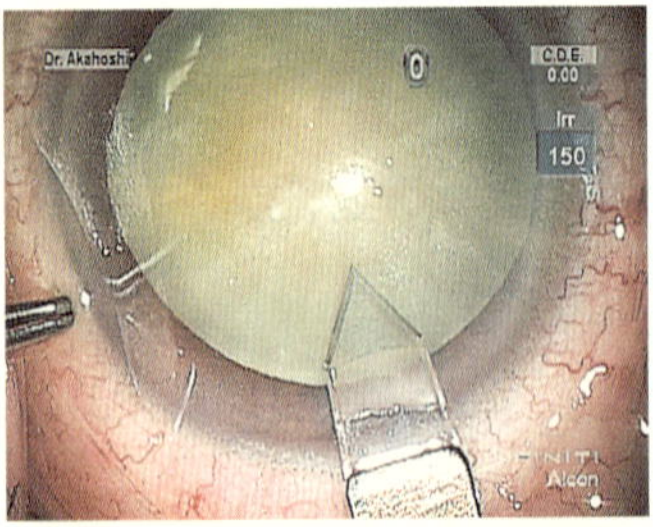

1

点眼麻酔下にダイヤモンドメスで角膜を切開する。角膜には血管が無いので、一滴の出血もおこらない。

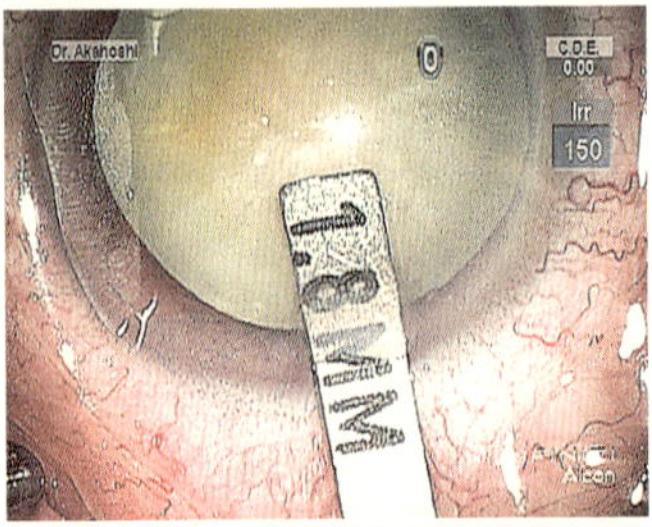

2

切開幅は1.8ミリ。

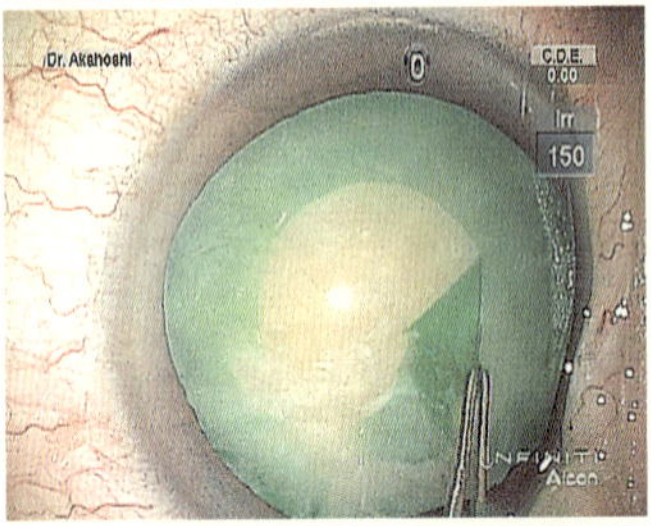

3

水晶体を包んでいるセロファンの様に薄い膜（嚢《のう》）に鑷子《せっし》を使って丸く穴を開ける。

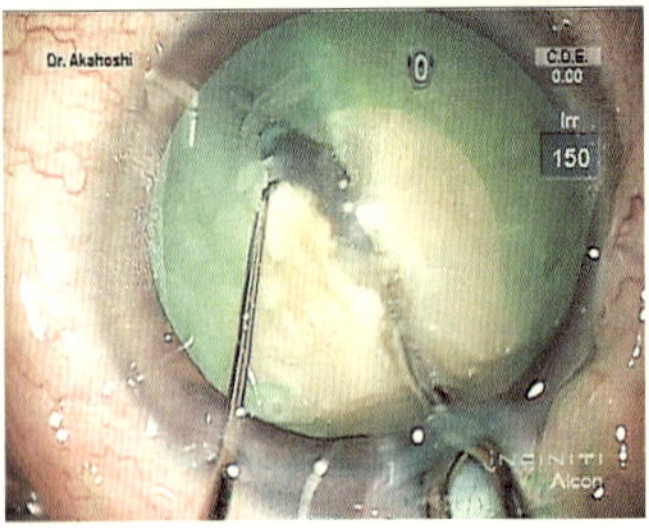

4

プレチョッパーを使って核を分割する。プレチョップすることにより、超音波乳化吸引に要する時間は著しく短縮され、大切な眼組織が保護される。

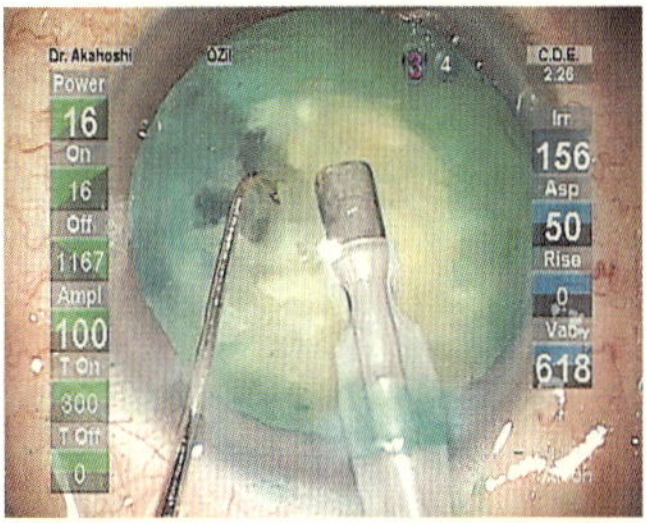

5

超音波を使って水晶体を砕いて吸引する。核があらかじめ分割されているので、安全かつ容易に乳化吸引が行なえる。

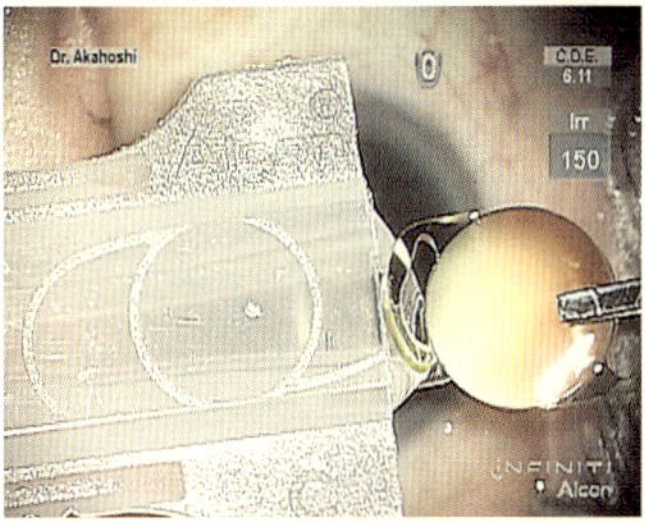

6

直径６ミリのアクリル製眼内レンズをカートリッジに装塡《そうてん》する。

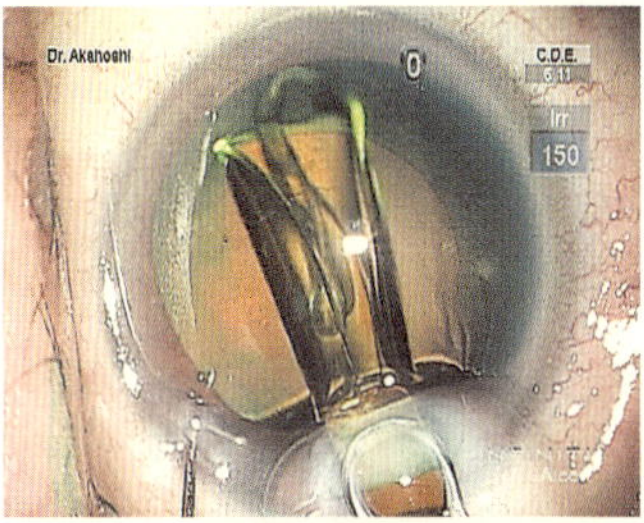

7

インジェクターを使って、1.8ミリの創口から６ミリ径の眼内レンズを挿入する。

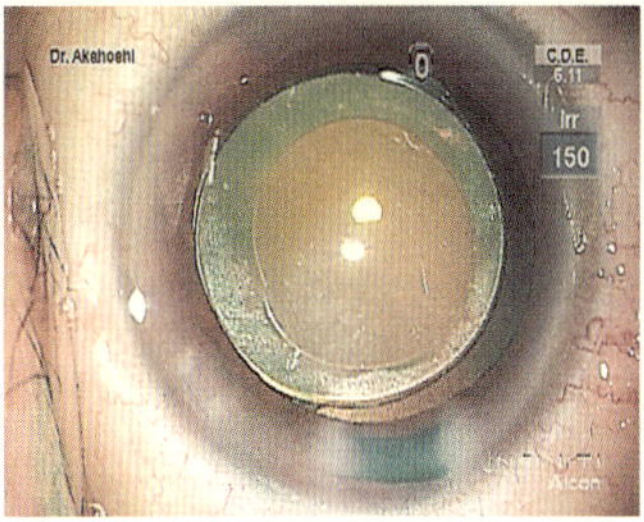

8

創口は縫合しなくても、きれいに閉じる。点眼麻酔なのでこの時点で患者さんはものをみることができ、眼帯も不要である。

いう二種類のプレチョッパーがあれば、すべての白内障を手術することができます。前者は、軟らかい水晶体に用いるものです。日本では、白内障がそれほど進行していない状態での手術が多いので、ほとんどはこれで済みます。しかし、水晶体が石のように硬くなるほど白内障が進行している場合は、先端がより鋭い後者を使います。とくに赤道直下の発展途上国では進行している方が多いので、ユニバーサル・プレチョッパーを用いることが多いですね」

器具も自ら開発

たとえアイディアが思い浮かんでも、それを実現させることは容易なことではない。赤星氏はどのように器具を開発し、術式を確立していったのだろうか。

赤星「この術式を成功させるために、どのような器具が必要かとつねに考えています。たとえば、一・八㎜の傷口で手術を成功させても、その後どうやって六㎜の眼内レンズを入れるのか。当初は世界中のドクターが、『できるはずはない。結局、傷口を広げなければならないだろう』と笑っていました。私は、世界中のレンズを探し、アクリソフという疎水性アクリル素材のレンズをみつけ、このレンズを小さな傷口からどうやって入れるかを懸命に考えました。そして完成したのが『インジェクター』という器具です。眼球を支えて、このインジェクターで一気にレンズを圧縮して入れると、一・八㎜の傷口から、レンズがスルッと入ってしまったのです。最初は自分でも目を疑いました。傷口もほとんど広がっていません。以後六年ほど前から、これが私のスタンダードの術式になりました」

数々の器具を設計・開発されているのだが、いまでは赤星氏が開発した器具だけが載っているパンフレットも存在するほどである。このパンフレットはたんにカタログなのだが、面白いことに、じつは「フェイコ・プレチョップ法」術式の手引書にもなっている。

赤星「図を使ってのインストラクションや、私の手術のＤＶＤもつけています。器具だけあっても、使い方がわからなかったら、どうにもなりませんから」

医療は高度になればなるほど、医療機器と医療技術は一体化するものである。しかし、赤星氏はその先をいっている。手術をこうしたいという強い意思が、新しい器具を生む。そしてその器具が、また新しい術式を生んでいくのである。

赤星「私はこれまで六十五カ国以上を回ってプレチョップ法を紹介してきました。いま、それぞれの国でプレチョップを行なう医者が増え、国の情勢に合わせて自分なりのプレチョッパーをつくっています。年に二回、世界で大きな白内障学会があるのですが、そこで私はインターナショナル・プレチョップ・シンポジウムという、独自に開発した器具を持ち寄って自身の術式を披露する試みを主催しています。そこでみたことが参考になり、私の考えつかないような新しい手術が各地で生まれてくるわけです」

お互いが手の内を次々と明かしていき、みなでさらに高め合うというやり方が、ここにある。

「無給でもいいので」と頼み込む

ところで、赤星氏はなぜ眼科医をめざしたのだろう。

赤星「じつは、目の見えない人を治してあげたいという思いは小学生のころからありました。私は家が貧しかったので、奨学金の出る自治医科大学に進学した。自治医大は全寮制で、かんぴょう畑のなかにぽつんとあるような、遊ぶところも何もない場所でした。だから授業が終わるといつも解剖の研究室にいって、顕微鏡でずっと目の組織を『きれいだな』と見ていたのです（笑）。

あるとき恩師の齋藤多久馬教授から『そんなに顕微鏡を覗くのが好きなら、もっと倍率の高い電子顕微鏡を使って研究をしたらどうだ？』といわれ、研究室に入り浸りになりました」

大学の学生時代から研究室で実験をするなどといったことは、医学部生ではめったにないことである。

赤星「毎日熱心に実験を続けた甲斐があり、眼の細胞の機能で思わぬ発見があり、大学一年の終わりには解剖学会で、五年生のときには国際学会で研究発表をするなど、基礎医学の分野で活躍することができました。しかし、自治医大は卒業したら出身県に帰らなければいけないので、卒業後は地元の神奈川県に戻り、四年間臨床医として、僻地の診療所であらゆる診療科の診療に携わりました。

五年目、自治医大の卒業生は保健所の所長になって公衆衛生の仕事に就け、という辞令が下ったのですが、私は眼科の研究や治療をしたいという思いを断ち切れず、奨学金を返還して、東京大学医学部附属病院の眼科医局に入局しました。ここから、眼科臨床医としてのキャリアが始まりました。その後、東京女子医科大学に赴任しましたが、基礎研究はできても、臨床はほとんどできず、手術も月に三件ほどでした。どんな立派な肩書があっても、人を治す能力がなければ臨床医としては失格だ、腕を磨いて実力のともなう医者になろう、と決意しました。

当時武蔵野赤十字病院に、清水公也先生という超音波手術のパイオニアがおられました。そこで、『無給でもいいので、先生の助手をさせてください』と頼み込み、助手をしながら手術を懸命に学びました。そして一九九〇年、約束された大学での昇進の道を捨て、臨床の腕を磨くために日赤病院に一医員として就職したのです。そこでたくさんの症例を手術し、臨床経験を積むことができました。九一年、三井記念病院の眼科に移り、そのあとの二十年間は現在に至るまで、三井記念病院で白内障治療に携わっています」

その三井記念病院で思いついたのが、「フェイコ・プレチョップ法」だ。三井記念病院では当初、手術件数は年間三百五十件ほどだったという。手術法を開発したのはよいが、手術件数はどのように上げていったのだろうか。

赤星「当時、白内障手術は入院が常識でしたが、点眼麻酔なら負担は軽い。また東京にはお勤めの方が多いので、一週間も手術のために休むことなどできません。そこで、日帰りの手術を始めてみました。最初は眼科医会からの批判もありましたが、実際事故もないし、患者さんからもとても喜ばれました」

新しい試みには、必ず反対する人間が出るものだ。それに対しては、丹念に説得、または実績で示すしかない。

さらに赤星氏は、いま世界でもっともポピュラーな白内障の術式を開発された権威である医師に、プレチョップ法を紹介してもらったこともあるそうだ。

赤星「カナダのハワード・ギンベル先生が開発した『ディバイド・アンド・コンカー法』

は、水晶体に深く溝を掘り、九〇度回転させてまた溝を掘り、四つの塊を一つずつ取るという方法で、世界中でいちばん使われている術式です。私の術式は溝を掘らずにあらかじめ割るというもので、言ってみれば彼の術式を否定するような方法でした。しかしギンベル先生は、このまったく相対する『プレチョップ法』を世界に紹介するチャンスを与えてくださった。彼は年に一回、カルガリーのギンベルアイセンターで行なわれる手術を衛星中継で国際学会に公開しているのですが、この場に私を術者として招待してくれたのです」

このように、世界でも認められ始めた赤星氏の術式だが、海外のスタンダードになりつつあるのだろうか。

赤星「海外ではプレチョップ法で手術を行なう術者が、確実に増えています。術後乱視を軽減するには、小さな傷口からの手術が必要ですが、そのためにプレチョップ法が極めて有効だということを、みんなが認識しはじめたからです」

いま日本では、この術式はどのくらい広がっているのだろうか。

赤星「日本では昔ながらの方法で手術を行なう医師が多く、普及はいまいちです。それでも近年、徐々には増えているかと思います」

無駄を省いてスピードを上げるというのは、外科手術の根幹である。手術時間が短ければ短いほど、患者への侵襲が少ないからだ。そして、白内障も外科手術の一部である。赤星氏のすべての出発点が、「患者に負担がないようにするにはどうすればいいか」というのは、素晴らしい。

赤星「これは三井記念病院の理念でもあります。もともと、三井家が貧しい人たちへ寄贈した慈善病院だったという根幹の精神が息づいています。さらに院長は『赤星君はたくさん手術をして病院に貢献してくれているが、勤務医なので特別な給料はあげられない。でも自分が一番いいと思う治療をしなさい』と言ってくれます。コストは度外視しても患者に最善の治療を、と。ですから、高価な眼内レンズや、最新の手術器械を使って、理想的な治療ができるのです」

最後に、そんな赤星氏の夢を聞いてみよう。

赤星「発展途上国では、失明原因のナンバーワンが白内障で、毎年何百万という人たちが失明しています。ですが白内障は、手術をすれば治せる病気なのです。手術を受けられないばかりに失明しているのです。その人たちに、手術を受ける機会を得て光を取り戻してもらいたい。そのために、私の発明や教育活動が一助となればと願っています」

ワールドワイドに「光を与えたい」と思っている気持ちが、よく伝わってきた。

時間の短い手術への誤解

ゲストルーム◆赤星隆幸

一・八ミリの創口《そうこう》から三〜四分で白内障を治す。簡単なことのように聞こえるかも知れないが、これを実現するのに二十年の歳月を費やした。小さな傷口から手術を行なえば、炎症は少なく、創傷治癒が早まる。乱視になることが少ないのでより良い術後視力が得られる。手術はレースではないのだから、時間を競う必要はない。しかし手術時間が短ければ、感染症という失明につながる恐ろしい合併症を回避することができる。無駄を省き、必要な部分をより効率良く行なう努力の結果、手術時間はここまで短縮された。

しかし一方で時間の短い手術は簡単な手術だと誤解されることがある。診療報酬の引き下げにつながるとの非難も受ける。高齢者人口の増加に伴い患者数が急増する一方で、保険財源が縮減しつつある現在、質の高い手術を効率良く提供する手立てを日本も真摯《しんし》に考えるべきではないだろうか？　現在の医療保険制度では使用困難な多焦点眼内レンズや乱視矯正眼内レンズの恩恵を一人でも多くの人たちに享《う》けていただきたい。

名医、奥ゆかしきもの

コマタエ後記♥駒村多恵

「駒村さんは間違っている!!」と海堂さんに怒られました。赤星先生は私の主治医ですが、私は手術を伴うような病気でもなく十二年間コンタクトレンズを処方してもらっているだけなので宝の持ち腐れだと言うのです。ご意見はごもっともですが、私が赤星先生を受診したのは、視力が低下して眼科に行かねばならなくなった時、「良い先生がいるよ！」と知人から紹介されたことがきっかけでした。だから「良い先生」が、「世界的な良い先生」だとは夢にも思わず、しかも声高におっしゃることもなかったので数年気が付きませんでした……。

番組を通して赤星先生の神髄を知りました。寝る間を惜しんで設計した器具の数々。新しい術式。特許を取らず、一人でも多くの患者さんが手術を受けられるようにしたいという清い思い。番組終了後、海堂さんが、赤星先生の考案した器具カタログにサインをもらったことにも驚きました。赤星先生は奨学金を返すために働いていた眼鏡店で、今も時々診察しています。白内障の症状が見られるお婆さんに「手術しましょう」と言うと「白内障になったら三井記念病院の赤星先生に手術してもらうって決めているからいいの」と断られたこともあったそう。能ある鷹は爪を隠す。名医の奥ゆかしさに恐れ入りました。

白内障手術の世界的権威

カイドウ素描♠海堂　尊

　駒村さんご推薦である。ちなみに駒村さんはお母様の関係でお知り合いになったそうだが、現在はコンタクトレンズの処方でお世話になっているらしい。何と言うムダ遣い……。

　取材に伺ったプロデューサーとディレクターが、目をきらきらさせ感動して熱く語るその様は、取材中に白内障の治療をしてもらい世界の見え方が変わってしまったのではないか、と思えたくらいだった。よくよく聞くと、赤星先生はお部屋にこれまでの手術ビデオをすべて整理してあり、そうした映像関連機器の充実度がウチの社よりすごい、という点も彼らの高評価のポイントのひとつだったようだ。

　とても穏やかに話をされるにもかかわらず、やっていることはアグレッシヴで、学会からの弾かれ方も何となく私と似ているような、と言ったら失礼だろうか。でも、私とは性格が一八〇度違い、なるほど人格者というのはこういう方なのだな、と思ったものだ。後にお呼びした心臓外科医の須磨久善先生と三井記念病院で一緒に働いたことがあるそうで、須磨先生によると「僕が医局会議でぎゅうぎゅう絞られているのを、隅っこでじっと見ていて、何か学んでいるみたいだったよ」とのこと。賢い人である。

九人目

相対的な倫理よりも、患者の人生

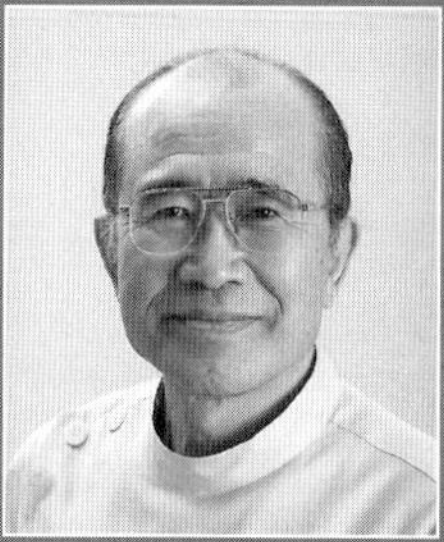

根津八紘（代理出産）

ねつ・やひろ
産科婦人科小児科病院　医療法人登誠会　諏訪マタニティークリニック院長。
1942年長野県松本市生まれ。信州大学医学部卒業。琉球政府（現沖縄県）立中部病院ハワイ大学インターン・レジデントコースなどを経て、1976年諏訪マタニティークリニックを開院。SMC（Self-Mamma-Control）方式乳房マッサージを考案し、1986年に生理学、解剖学等を交え「乳房管理学」を確立。日本初の減胎手術（1986年）、非配偶者間体外受精（1998年）、代理出産（2001年）などの実施を公表。当事者のための日本の生殖医療のありかたを問い続け、現在も現場の医師であり続ける。

（2011年2月3日放送）

代理出産とは？

現代日本は、女性の社会進出がずいぶんと進み、子供を産まない選択をする女性が増えている。その一方、子供を産みたくても産めない女性も世の中には多く存在する。そのような女性を助けたいとの一心で医療活動を続けておられるのが、今回お話を伺う諏訪マタニティークリニック院長・根津八紘《ねつやひろ》氏だ。根津氏は、日本の生殖医療の第一人者であり、国内で唯一、公表して代理出産治療を行ない続けている。

私は、自身の小説『ジーン・ワルツ』（新潮社／二〇〇八年）とその続編『マドンナ・ヴェルデ』（新潮社／二〇一〇年）で産科医療を扱った。後者を書くにあたって、諏訪マタニティークリニックで現場を学ばせていただいたのだが、代理出産の「実態」に驚いたことを覚えている。今回は、生殖医療のなかでも代理出産を中心に、話を聞いてみたい。

根津「私が不妊治療と関わり始めたのは、開院したあとの一九七〇年後半です。日本における初期の体外受精勉強会メンバーの一人でした。ですが、体外受精を行なうには特別な設備やスタッフが必要で、当院での実施は延びに延びていた。患者さんのことを考えると、やはり不妊治療体制をつくらなければいけないと考え、九五年ごろから独自に整備を始めたのです。

ちょうどそのころ、ロキタンスキー症候群（生まれつき卵巣はあるけれども子宮がない）の女性が当院に相談に来られました。『私のことを承知のうえで結婚しようと言ってくれている男性がいる。だからこそ、そんな彼の子がほしい。協力してくれませんか』と。このことがきっかけになり、代理出産の実施も考えるようになったのです。先天的に子宮のない方、または子宮がんや子宮筋腫によって子宮を切除して妊娠できない方を、なんとかしてあげたいという気持ちは、ずっと抱いていましたから」

日本において不妊治療は広く行なわれている。代理出産も大きな枠組みで考えれば不妊治療の一環なのだが、そのように考える医師は少ないのが現状だ。また女性側からしても、そういった疾患を抱えた人は、運命としてその事実を受け入れるほかなかった。

根津「海外には代理出産を認めている国があり、いま日本人は、代理出産のために海外に赴《おもむ》いているという状態です。しかし、日本にも技術は十分にある。海外での治療を許容するなら、そして国内にその技術があるならば、やはり国内でまず、行なえるようにすべきではないでしょうか」

「外国でならOK、日本ではNG」というのは医療分野でしばしばみられる構図である。たしかに代理出産に関しては、きちんとした議論が行なわれず、「何となく危険だ」といった心象だけがある。

ならば、代理出産について詳しく教えていただこう。

根津「代理出産には、大きく分けて人工授精型と体外受精型があります。体外受精が技術的に確立していなかった時代は、依頼夫婦の夫側の精子を、代理で出産する女性の子宮に入れて子供を産んでもらうという方法でした（人工授精）。ですがこの場合、子供は代理母の遺伝子をもつことになるので、引き受けた時点では依頼夫婦に子供を渡すと言っていた代理母が、実際に産んでみると心変わりして子供を渡さない、といった問題も発生しました。

その後体外受精が技術的に可能になると、依頼夫婦の受精卵を使用する代理出産が行なわれるようになりました。たとえば女性側に卵巣はあるけれども子宮がないケースで、夫婦の受精卵をつくり、子宮のある代理母に産んでもらうというかたちです。この場合、遺伝子的には依頼夫婦の子となります。

そのほか代理出産には、第三者の精子または卵子を使用する、第三者の受精卵を利用する、などの方法もあります。しかしこれらはやはり複雑な問題を生み出します。そのため当院では、依頼夫婦の受精卵を用いたケースに限り、行なっています」

図9-1 諏訪マタニティークリニック代理出産ガイドライン（概要）

■依頼者■

・婚姻を結んでいる夫婦で妻は45歳まで
・妻は先天的もしくは後天的に子宮のない女性
・夫婦の受精卵を用いる

■代理母（産みの親）■

・依頼夫婦の妻の「実母」で、原則60歳前後までの健康な方
・代理母は金銭や生まれてくる子どもへの権利など要求せず、ボランティア精神で

■実施にあたり■

・医師らは依頼夫婦・代理母ご家族のカウンセリングと、充分なインフォームド・コンセント（説明と理解と合意）を行う
・現時点では法律が無いため、当事者と当院の責任・信頼関係のもとに行う
・〝命を授かる〟ということの全てに対する感謝を持つこと
・双方が子の幸せのために責任を全うすること

このとき「代理母」は誰が務めてもよいのだろうか。

根津「これも当院は現在、依頼妻の実母に限っていただいています。最初は依頼妻の姉妹でも行なっていたのですが、妊娠・出産には最低でも一年ほどかかり、たとえ仲のいい姉妹でも双方に家庭がある場合、問題が起こりやすい。それに比べ、母親が自分の意志のもと代理母となるケースは、家族全体でサポートができ、非常に円満に進む。もちろん年齢の問題があるので、代理母となる方には入念な検査をしていただきますが（図9－1）、それがクリアできれば、現時点ではベストなかたちだと思います」

実際の「代理母」は前向きで明るい

実際に代理出産の現場を学ばせてもらったとき、それまでは想像していなかったことが多々あった。その一つが、「代理母になる方は、きっといろいろな葛藤《かっとう》を抱いているに違いない」と思っていたのだが、実際に話を聞くと、とても前向きで明るかったことだ。

根津「代理母となる実母に対し、『親子の義務感でしているのではないか』『娘のために犠牲になろうとしているのではないか』といった悲壮感を想像される方が多いでしょうが、現実はじつに和やかです。娘の子を産むために母親は一生懸命だし、娘さんは服薬とマッサージによって自分のおっぱいを出して育てていこうとがんばって準備しているのですよ」

私は『マドンナ・ヴェルデ』で、娘のために代理出産をする母親の気持ちを描き、ある文学賞の候補作になったことがある。そのとき選考委員のある女性から、「女性の気持ちがこんなに明るいはずがない。女性はこんなに単純ではない」と批判された。しかし現場でみた光景は、その「明るさ」だったのである（図9－2）。日本において代理出産が進まない大きな理由の一つは、このように実態を知らずに推測で批判をするというところにあるのではないだろうか。

図9−2 依頼者と代理母

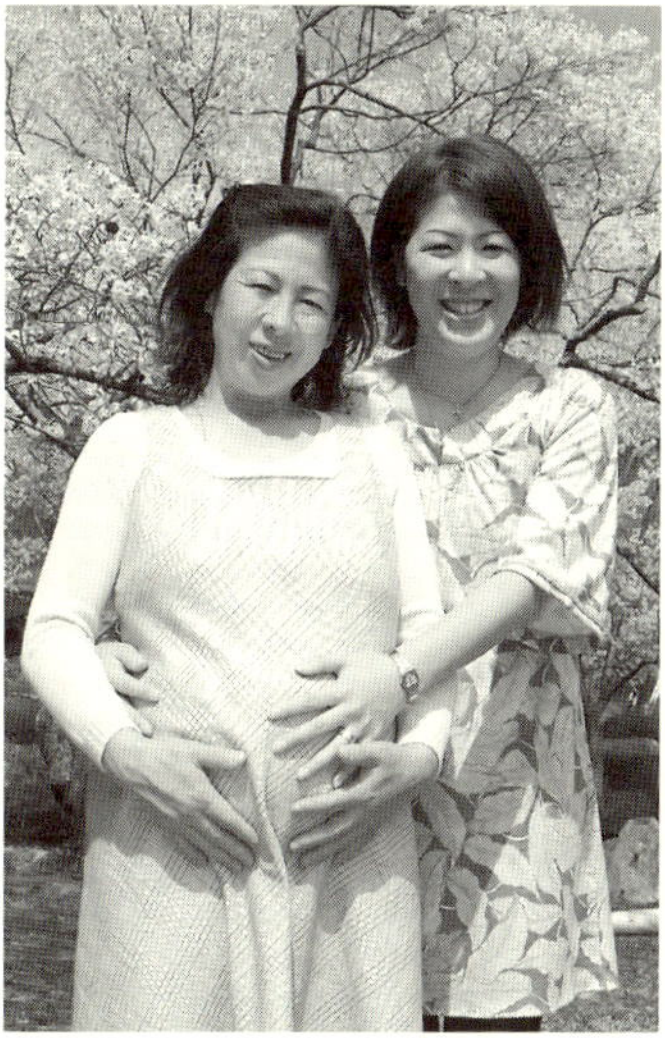

(写真提供：諏訪マタニティークリニック)

根津「代理母となっている当事者は、『娘の子が産めるなんて、こんなうれしいことはない』と、つねにプラス思考です。しかし医療従事者側は、『問題が起きたら困る』とマイナスの方向ばかりを向いて、患者さんをみていない。しかし、どんなお産にもリスクはつねに伴います」

それでは根津氏は、どのようにしているのだろう。

根津「当然、高齢妊娠の危険性についてはお話しします。ご家族で話し合っておいていただきたい心構えについてもしっかりお話しします。そのうえで、医師として最大限サポートさせていただきます、と覚悟をもって伝えています。代理出産は関係者全員の強い信頼関係なしには、決して行なえません」

どんな病気でも、全員が必ず成功して治るわけではない。代理出産においても、その点を十分に理解してもらうことが大切なのだ。

生殖医療は「相対的倫理観」である

さて、代理母を取り巻く日本社会の現状はどうなっているのだろう。

根津「二〇〇七年、厚生労働省の実施した国民の意識調査があります。『妻が子供を産めない場合に夫婦の受精卵を使って他の女性に産んでもらう代理出産を認めてもよいか』という質問に対し、賛成が五四％、反対が一六％でした。つまり、過半数が賛成なのです。『代理出産の危険を知らないから賛成できるのだ』という反対意見もありましたが、一般的なお産のなかで、代理出産の危険がことさら強調されているように思います。

お産には当然、危険が伴います。しかし、それを安全に行なうことが、産婦人科医の役目なのです。たしかに高齢の実母による代理出産の危険性は通常よりも高いかもしれませんが、細心の注意を払って対応しています。当院ではこれまで二十一例の代理出産治療を試み、姉妹の代理母四人から六人の子供が、実母の代理母十人から十人の子供が生まれており、そのあとも問題なく過ごされています」

国民の過半数が賛成ということだが、では国としての対応はどうなっているのだろうか。

根津「日本には現在、代理出産に関する法律はありません。ただ日本産科婦人科学会（日産婦）が一九八三年に出した会告（学会の内規）に、『体外受精の実施は夫婦に限り、受精卵はそれを採取した女性に戻す』というものがあり、代理出産を認めていません。しかし、このときちんとした議論があったわけではない。二〇〇一年、私が国内における代理出産第一例を公表したのですが、〇三年に日産婦があらためて『代理出産禁止』との会告を出しました。このときも議論はなく納得できる理由も示されていません」

新しい治療法を始めるときは、情報がまったくないので、「危険だ」ととらえられても、ある程度は仕方がない。しかし、根津氏はすでに二十一例の症例を積み上げている（それ以上に海外の症例はたくさんある）。にもかかわらず、あらためて是非を論じられる動きはほとんどみられないという。

根津「日産婦の影響を強く受けている日本受精着床学会があります。その学術集会で代理出産に関してのデータを二〇〇八年に報告したところ、学会側に批判がきたそうです。『なぜあんな演題を受けたのか』と。いまたいていの学会は、すべてお膳立てされたものを発表するだけの場になっている。ディスカッションも形式的にやっているにすぎません。

われわれ医師は、患者のために医療を行なっているのですから、患者が希望しているのであれば、『実現可能性があるかどうか』『日本人としてそれを許容できるかどうか』を真剣に考えていかなければなりません。さまざまな観点から熱い議論を交わすべきです。そのような議論を経てこそ、新しいシステムがつくられていくのです」

日本人は、何か新しいものに対する導入が議論の俎上《そじょう》にのぼったときは、「ノー」を選びがちである。しかし患者側の強い意志や背景を知れば、医師として力になりたいと思うのは当然である。また患者側にしてみれば、治療できるのにやらないとなれば、その理由を知りたいに決まっている。海外にそのシステムが確立している国があるとなれば、なおさらだ。

根津「戦後、自由主義をうたい文句に『個人の権利を守ろう』と日本の民主主義が始まりました。ですから議論を経たうえで決まった方針ならばいいのですが、最初からお上が規定をつくってしまい、それに従わないのはけしからん、というのでは納得がいきません。現在のシステムは変えていきたいですね」

「女性が働きながら子育てする時代」への適応を

代理出産を含めた「生殖医療」というものの現状は、どうなっているのだろうか。

根津「いわゆる生殖医療は、倫理的な問題を多分に含んでいます。命の誕生に関わる医療の進歩とともに、新しい問題が起こるのは当然でしょう」

倫理問題というものは、市民のコンセンサスによって決まる。そしてコンセンサスを得るためには、議論こそが不可欠だ。しかし先述したように、日本にはその「議論」がないのである。

根津「私は倫理観には『絶対的倫理観』と『相対的倫理観』があると考えています。たとえば『人を殺してはいけない』というのは、世界中で通用する絶対的な倫理観でしょう。しかしそれとは別に、時代とともに変わっていく価値観があります。生殖医療には、時代とともに変わる相対的価値観が多く含まれているのではないでしょうか。体外受精技術が登場した当初は『試験管ベイビー』と蔑視された体外受精児も、いまや新生児の五、六十人に一人の割合で誕生し、最初に行なったエドワーズ博士もノーベル賞を受賞しています。

天然痘ワクチンを開発したジェンナーが種痘法を開発したときも、当初は世間から非難を受けました。しかし、彼のおかげで天然痘が根絶されたわけです。このように、何かを最初に行なうときには、つねに問題が起こるもの。とくに産婦人科は、倫理観を含めた問題がこれからも出てくるでしょう。そこで重要となるのは、やはり医師の信念なのではないでしょうか」

しかし、医師の信念であれば、個人的な問題になりかねない。同時に、医療のプリンシプル（原則）を確立する必要があるだろう。では産婦人科では今後、どうすることがベストだと考えているのだろうか。

根津「医療現場のシステムそのものを、時代に合うかたちに変えていく必要があると思います。たとえば現在、妊娠・出産・育児など産科医療はすべて産婦人科医に任されているため、仕事量が膨大で、かつ各地で産婦人科医が不足しています。産婦人科医の仕事を分担することが必要です。

日本には幸い、助産師という職種があります。しかし残念ながら、現在の助産師教育は、医師不足をカバーできるレベルに至っていません。助産師の能力を上げ、産科医の仕事の一端を受けもってもらい、異常が発見されたときに産科医がサポートするといったシステムをつくれば、産科医不足から起こるさまざまな問題も解消されていくでしょう。当院では長年、そういった独自の助産師教育システムを採っています」

助産師については、教育のレベルアップもさることながら、やはり経験値を積むことが重要である。産婦人科にかかわったことのない私も基礎知識はもっている。しかし、それでお産に携われるかといえば、不可能である。

根津「私のクリニックでは、適材適所で仕事を分担し、医師がそれをトータルで統括する『子づくり・子育てプラザ』というシステムづくりに取り組んでいます。

たとえば、『母乳保育士』というものを設け、保育士が母親に母乳による保育を指導できるよう教育しています。また、放射線技師に超音波検査で赤ん坊の状態を診るエキスパートになってもらい、異常があった場合に産科医が確認をします。さらに、心のサポートはカウンセラーがしています。

なにしろ妊娠・出産は女性にしかできないことで、その負担はほぼすべてが女性にいってしまう。そこで少しでも手助けしたい。育児に欠かせない託児所も病児保育施設もつくりました。各企業や各大学でも、こういった施設をどんどん率先してつくるべき時代だと思います」

これからの時代、女性は働きながら子供を育てることが当たり前である。そのとき、保育士が協力してくれる体制や施設が整えば、女性はとても心強い。

最後に根津氏は、子供たちが幸せに育つ社会を支えるために働きたい、と力強く語った。

根津「私は長年、出産に携わってきました。そのなかでは、生まれてきたどんな子も、社会のなかで大切にされ、幸せに育っていってほしい、と願わずにいられません。

じつは私は四男坊に生まれましたので、もしかすると中絶されてこの世にいなかったかもしれない。産んでくれた両親に、本当に感謝しているわけです。この気持ちを忘れず、少しでも自分に与えられた能力を活かして、ほかの方たちのお役に立ちたいと思っています」

相互扶助精神が無ければ、社会は成り立たない

ゲストルーム◆根津八紘

落語や時代劇の世界では、人間社会の基本精神である相互扶助が無意識のうちに成り立っています。それが今や個人主義の時代となり、世間付き合いの煩わしさは無くなったものの、独居老人が亡くなっていても知らずに放って置かれることもある、薄情とも言える社会へと変わりつつあります。しかし、相互扶助精神が無くなってしまえば、社会は成り立たないのです。私はこの相互扶助精神の下、扶助生殖医療という新しい分野を設け、非配偶者間体外受精や代理出産にも関わってきました。

子どもが欲しいと願う親の気持ちには時代の変化や理屈などありません。代理母である実母にとっては孫となる新しい家族を迎え、笑顔の絶えることのない様子を伝えるお便りを頂戴したり、実母と娘が当施設で過ごした数カ月を忘れられずにお里へ帰るかのごとく遠方より訪れる御家族に接する度、私はこのような形で関われたことを深く感謝しています。

神か、悪魔か。

コマタエ後記♥駒村多恵

根津先生のことは、テレビや新聞のニュースでもちろん存じ上げていました。でもその取り上げられ方は時に神のようで、時に悪魔のごとく。実際はどんな方なのか、少しばかりの緊張感と共に興味を持って臨みました。

収録にあたって代理出産された方々の経験談を読んだのですが、その決意に至るそれぞれの背景や葛藤を知って涙しました。私は涙することしかできないけれど、根津先生は直接的に彼女たちの力になることができます。度々バッシングされながらも信念を貫く理由は、明確でした。「なぜやってくれないんですかと言われて、理由が言えないものを禁止できない。何でも海外でお金を払ってすればいいという価値観は、日本人の恥だ」

根津先生は常に患者さんの心情に寄り添って行動されています。どんな医師もそうかもしれません。しかし、それが慣例やルールと戦うことにつながってもできるかと言えばなかなか難しいでしょう。「取り上げた子供が社会に出てどんな働きをしてくれるかという夢を持ちながら子供に関わっていくのは楽しい」と目を細める根津先生。自分の信念と引き換えに幾度も経験したであろう辛い痛みは、天使の微笑《ほほえ》みで消えるのかもしれません。

代理出産の第一人者

カイドウ素描♠海堂　尊

代理出産問題を前面に押し立て、現場で颯爽と社会と対峙している、諏訪マタニティークリニックの院長先生である。かつて『マドンナ・ヴェルデ』を執筆した際、体外受精について取材に伺ったのがご縁だが、朝から晩までぎっちり見学予定コースを組んでくれて、久々に外科研修医時代の記憶が蘇ったものだ。病院の屋上には温室を作られていて、それが私の小説のマリアクリニックと似た設定だったのには大層驚いたものだ。

諏訪マタニティークリニックは気持ちのいい病院で、スタッフが生き生きと働いている。いろいろな提案をするとすぐ院長である根津先生が対応するからだろう。代理出産をされているお母様と直接お話をさせていただいたおかげで『マドンナ・ヴェルデ』のリアリティは増したと思っているが、ある女流作家がそうした感情は絵空事だ、という評価をしていると仄聞《そくぶん》し、文壇の底の浅さを感じさせられたことも今となってはいい思い出だ。

執筆も多数、絵画の素養もあり、画集も出版されている才人、文人である。豪放磊落《ごうほうらいらく》な先生でお若い風貌である。三番目の娘さんが広報を担う。産婦人科学会に噛みつき、ぼろくそに言う時は威勢がいいが、娘さんにはまったく頭があがらない様子だった。

十人目

犯罪対策は社会の大きな柱

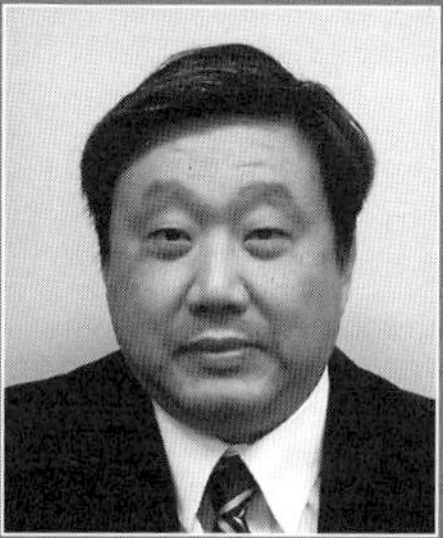

藤田眞幸（法医学者）

ふじた・まさき
慶應義塾大学医学部法医学教室教授。
1986年大阪大学医学部医学科卒業。88年、同、病理病態学教室助手、のちに学部内講師を兼任。93年カリフォルニア大学サンフランシスコ校医学部博士研究員、95年、同、付属病院助手（兼）学部内講師を経て、1996年大阪大学医学部病理病態学教室講師、1997年から法医学に進み、大阪市立大学医学部法医学教室講師、同大学院講師を経て、2003年、東海大学医学部基盤診療学系法医学助教授、2005年から現職。2006年から2010年まで、慶應義塾大学グローバルセキュリティ研究所上席研究員を兼務。

（2011年2月17日放送）

臨床医とはどこが異なっているのか

「法医学」を題材にしたテレビドラマが頻繁に扱われ、人気を博している。事件の捜査には法医学が欠かせない、といった印象をおもちの方も多いだろう。そこで今回、現実の法医学とはどのようなものなのかに迫ってみたい。話を伺うのは慶應義塾大学医学部・法医学教室の藤田眞幸《まさき》教授だ。まずは法医学の基本から教えていただくことにする。

藤田 「法医学は、法律的な問題に関係した医学的事項につき診断（鑑定）を行なう分野です。もっとも大きな役割は、犯罪捜査の手掛かりや裁判のための医学的証拠を見つけ出し、事件の解決や犯罪の抑制に貢献することです。また、法医鑑定の結果は、法的紛争の解決、社会保障・保険の適正な運用や、事故の原因究明による再発防止策の検討にも役立てられます。

病院で診療に携わっている臨床医は、治療をするために診断を行なっていますので、もっぱら『どこが悪いのか』（治すべきところはどこか）という点に神経を集中させますが、法医学者は、『どこが悪いのか』（被害はどのようなものか）もさることながら、『どんなことが起こったのか』を明らかにすることに重点をおいて診断します。捜査を進めて、法的責任を解明するうえでは、この点がたいへん重要になってきます」

具体的には、どのようなことを行なうのだろう。

藤田「事件の解明に、まず死因が重要であることは言うまでもありませんが、犯人が被害者に何をしたか（加害行為）を明らかにする必要があります。詳しく言えば、どのようにけがをしたか（受傷機転）と、どんな状況で事件や事故が起こったか（発生状況）ということになります。

被害者の身体に傷（損傷）があるとすると、まず、その種類や程度をみます。そして、形や表面の性状などを観察して、どのような凶器が、どのようにあたってできたものなのかを推定します。位置や数、分布にも着目しますが、これらは殺意の有無、計画性、残虐性などを判断するうえで重要です。同じような強さで叩いてできた傷であっても、頭のけがと背中のけがでは、殺意の有無という点では評価がかなり異なります。傷の数が多かったり、特別な部位に集中していたりしているような場合は、偶然ものがあたったとは言いがたいでしょう。

次に重要なのは、そのけがと死因がどのように関係しているか（因果関係）です。喧嘩《けんか》や事故の翌日に亡くなったからといって、それが死亡の原因とは限らないわけです。もともと病気があったかなかったかも注意すべき点で、実際、けがとは無関係に、病気で亡くなっている場合も少なくありません」

補足をすると、異状死体（医師によって病死であると明確に判断された以外の死体）がみつかると、まずは状況から死因を判断する「検視」が、検察官または警察官によって行なわれる。ここで犯罪の疑いがないと判断されたものは行政解剖に、犯罪の疑いがあるとされたものは司法解剖にまわされる。それら解剖を行なって死因を特定することが、法医学の仕事ということだ。

藤田「死因の特定だけではありません。死因とも関係しますが、アルコールなどの薬毒物の定量は、犯罪や事故が行なわれた背景や情状にも関係します。また死後の経過時間の推定、血液型鑑定やＤＮＡ鑑定による人物の同定なども行ないます。さらに解剖では、胃の内容物なども調べます。そうして事件の全貌を明らかにしていくのです」

法医学者が鑑定を行なう際の視点は、臨床医のそれとはかなり異なっている。この点を説明していただこう。

藤田「たとえば、頭を叩かれて負傷した人がいたとします。臨床医であれば、脳の損傷の程度に注目しますが、頭部の皮膚の傷の細かい性状や皮膚がどちらに剝がれているかという点にはさほど関心がないでしょう。しかし法医学者は、そういったことからも、何で叩かれたかとか、どちら向きに叩かれたかを判断できる場合があるので、頭の外側も気にかけるのです。また、人が交通事故で二台の車に轢《ひ》かれたような場合、臨床医はどの臓器に損傷があるかにしか関心がありませんが、法医学者は、どちらの車によってできた損傷かにも興味があるわけです。治療において鑑別すべき点と、法的紛争で鑑別すべき点は異なるのです」

臨床医は、もっぱら生きている人の治療を仕事にしているが、法医学者は治療ではなく、事実や法的責任の解明を仕事にしている。ここが大きな違いのようだ。

藤田「遺体の腕に引っ掻《か》かれたような傷が残っていた場合、それは亡くなる直前に喧嘩をした可能性が考えられます。これは、法医学的には絶対に見逃してはいけない傷ですが、臨床医にこんな感覚はないでしょう。このように病院ではどうでもよいところを法医学者や警察は気にするので、臨床の先生からは『変な人たち』と思われがちです（笑）。臨床医は治療がメインなので、患者が亡くなった時点ですべてが終わったと思っていますが、法医学者が扱う社会的な紛争という点では、そこが始まりなのです」

紛争になりそうな症例について、医学的な真実を提示するために行なうのが司法解剖である。逆に、司法解剖になったということは、なんらかの紛争の火種になる可能性があるということだ。そして社会的紛争は、しばしば民事裁判にも発展する。

藤田「民事裁判は、本来は紛争解決の場ですが、現実的には、被害者と加害者の利害が対立して言い争っているわけです。そのため、科学的にはほとんど可能性がないようなことでも、大きな利害に関係する場合には、戦略的に、声を大にして主張することも珍しくありません」

興味深いのは、たとえ法医学者が正しい鑑定結果を出したとしても、裁判においてそれを採用するかどうかは、裁判官が決めるということである。裁判の争いのなかでは恐ろしいことに、利害関係によって真実が捻《ね》じ曲げられてしまうこともありうるのだ。本来、科学的真実とは、利害関係によって左右されるようなものではない。だからこそ、司法解剖の結果は重要となるはずだが……。

藤田「司法解剖は、病院で診断の精度や治療効果などを調べるために行なう病理解剖とは違った特性をもっています。

病理解剖では、基本的には臨床医と遺族の間に対立関係はないので、正しい診断結果が出れば、その内容が、関係者のあいだで事実として受け入れられます。ところが司法解剖のように、関係者に対立関係がある場合には、正しい鑑定であったとしても、自分たちに不利な鑑定結果には納得できない面があります。対立構造のなかでは、どのような鑑定結果であっても、必ず、どちらか一方には不利に働きます。そして、不利になった側から、『自分たちに有利でない』ではなく、『間違っている』という強い批判を受けることになります。この傾向は、刑事事件の被告人では、さらに強くなります。

ですから、そういった強い反論によって事実が歪《ゆが》められてしまわないよう、われわれは、わかりきっているような事実でさえも念入りに検査・分析をします。そうやって科学的にも社会的にも、診断の客観性を高めておくのです」

警察と一緒に行動することが重要

現在、事件や事故による死者の多くは、検案医（警察医や法医学者）による「検案」によって死因が判断されている。検案とはどういうものだろうか。

藤田「警察が遺体をみた上で、いろいろな捜査を行なって犯罪性がないと判断した場合、検案医が医学的にもっとも考えられる死因を決定する、ということです。これが法医学的診断、悪くいえば〝法医学的決断〟ということになるかもしれません。そうして死因を推定しているのです」

しかし、これで死因を確定するには、あまりにも不透明といわざるをえない。そこで解剖が行なわれるわけだが、遺体について解剖するか否かは警察の判断となる。

藤田「ただわれわれは、死体所見や警察からの情報をもとに、解剖の必要性を助言します。

たとえば高いビルから転落し、頭蓋骨が粉砕して死亡した場合、外表からみても死因は明らかでしょう。ここで自殺の動機や遺書がある場合や、作業中の転落などで、信頼できる目撃者が多数いたような場合には、検案で診断される場合がありますが、もし、転落では説明できないような傷がみつかれば、解剖にまわされます。

ビルの柵に、自ら越えた痕跡がなければ投げ落とされた可能性があります。事前に争う声を誰かに聞かれていたりすれば、事件性が考えられます。何がいいたいかというと、解剖をするかどうかということは遺体の外表所見だけでは決められない場合があり、警察の情報とともに考える必要があるということです」

私はつねづね、医学的ではない情報と、医学的な所見は、きちんとわけなくてはいけないと考えている。先の事例だと、医学的な死因検査は「頭蓋骨粉砕状骨折」である。それ以外は、医学とは関係がなく、警察捜査の領域だ。その境界線を、きちんと引くべきではないだろうか。

藤田「確かに、医学的所見と捜査情報を混同するのはいけません。しかし、両者を対比して整合性を検討することは重要です。転落でよくみられる傷であったとしても、警察が調べた現場の状況では生じにくい傷であれば、解剖が必要になります。また、目撃者がいたとしても、その証言と傷の所見とのあいだに矛盾があれば、やはり解剖が必要になってきます。このように、総合的に警察と一緒に行動することが重要だと考えています」

東京二十三区や大阪などの大都市では、多くの専門の医師（法医学者）がいる。ゆえにそれも可能だろうが、地方では完全に警察の判断で行なわれている現状がある。この歪みについてはどうお考えだろうか。

藤田「私は、法医学者の数が少ないことが問題だと思います。なぜこのような状態が起こるかといえば、当然と言えば当然ですが、現在の医学教育の目標が全面的に『患者の治療』にあるからです。そのようななかでは、法医学のような分野には目が向けられにくいのです」

少し話は逸《そ》れるが、藤田氏はどうして法医学の道に入られたのだろうか。

藤田「当初は病理学を専門としていました。病理学では、病気の研究や病理診断科の医師

（病理医）として、がんの診断をはじめ、医療の重要な部分を担当しており、その社会的な役割は大きいのですが、私は、つねづね、もっと社会の仕組みや活動との間に接点をもちたいと思い続けていました。そして研究員としてアメリカへ行った際、犯罪対策というものが社会の大きな柱となっていることを実感しました。帰国後、当時の大阪大学の法医学の教授と出会い、私が一番才能を発揮できる分野だと確信して、法医学に転進したのです。

現在、法医学の認定医は、全国で約百三十名しかいません。彼らが日本中の異状死体の解剖を一手に引き受けている。これは多大な負担で、とてもすべてをカバーしきれません」

いま実際に、解剖されている遺体数は非常に少ない。つまり多くの遺体が、解剖もされず、十分な情報もないままに死因が判断されているのである。

法医学側はなぜ放射線科医主導のＡｉ導入に賛同できないのか？

より多くの遺体についての死因特定を行なうため、私はＡｉ（死亡時画像診断）の導入を提唱している。

藤田「私もＡｉは有効だと考えています。法医学者は、遺体をみて少しでもおかしいと感じれば、精査するよう教育されています。ですが遺体は、火葬されてしまえば二度と調べることができません。遺体の異状を見逃さないためにも、Ａ・ｉの活用を考えていかねばならないでしょう」

Ａ・ｉを導入する際には、死後特有の画像を読み取ることのできる専門家に、その読影を任せることになる。その専門家とは、放射線科医である。Ａ・ｉ診断で済ます閾値《いきち》を下げ、遺体のファーストチェックとしてＡ・ｉを導入し、Ａ・ｉで診断できないものは解剖にまわす、というかたちにすれば、これまでいわばノーチェックで死因が推定されていた遺体の死因究明が進むだろう。実際、日本の大学でアンケートをとったら、大学病院の過半数がすでにＡ・ｉを行なっているという結果が出ている。だが法医学側は、概してＡ・ｉ導入には消極的だ。なぜなのだろうか。

藤田「法医学側としては、正しい死因を解明するためには十分な情報が必要であり、そのためにはやはり解剖を行なって、時間をかけて十分な所見を取ることが必要だと考えています。

Ａ・ｉの導入に際して、放射線科医の画像診断と、法医学者の外表所見と、警察の情報を総合して、死因判断、解剖の必要性の判断ができるということならば、非常にいいと思います。しかし、これまで治療を中心としてやってきた放射線科医には事件性を疑うという感覚が備わっていませんから、Ａｉの結果でそれなりの理屈がついてしまえば、法医学的な検討なしに済まされてしまう遺体が出てくるのではないか、ということを危惧しているのです」

Ａｉ診断で済ます閾値に関しては、すでに放射線学会ではスクリーニング表をつくっている。法医学側さえ賛同してくれれば、一気に導入が進むであろう。法医学者は約百三十名だが、放射線科医は約六千名もいる。そして画像診断は、専門家に頼むのがいちばんではないのか。

遺族の立場からすれば、本当の死因を特定してもらうのは、ありがたいことであるはずだ。繰り返すが、現状は法医学者の人数が不足しており、解剖がなされないままの遺体があまりにも多い。ノーチェックの遺体は永遠にノーチェックのままであることは、やはり問題である。

藤田「私も現状のままでいいとは思っていません。犯罪にかかわる死体については、法医学者と放射線科医が一緒に診断できればいいですね。それ以外の、これまでノーチェックだった遺体については、Ａｉが活躍することも十分ありうるでしょう。

ただ、約六千名の放射線科医の先生方が、たまにＡｉを行なう、といったような専門性に乏しい運用では困ります。またＡｉで死因がある程度予想できたら、解剖はしなくていいとなるのが人情です。Ａ・ｉを何らかのかたちで進めることは必要だと思いますが、法医学的な視点も忘れていただきたくないのです」

これには異論がある。法医学領域におけるＡ・ｉ診断は、藤田氏の危惧するよりも、はるかに専門性の乏しい運用になってしまっているからだ。さらに司法解剖の客観的監査システムは事実上、存在していないに等しい。法廷で厳しく監査されているというが、逆にいえば、法廷にいかないものはチェックのしようがない。つまり司法解剖が誤診した場合、誰もそのことに気づかないまま闇に葬られる可能性さえある。いまの法医学診断は、ある意味でブラックボックス状態なのだ。情報公開も含め、こうした点はいかがお考えなのだろうか。

藤田「これは難しい問題です。解剖結果を全面公開すると、犯人側に言い訳の仕方を先に考えられてしまうわけです。ですから通常は、取り調べを終えたあと、裁判の場で、その結果を出すという順序になります。それはどうしても仕方がない面があります」

現実には、犯人逮捕前に死因情報がメディアで報じられることもしばしばあるので、説得力に乏しい。しかし、こうした問題は藤田氏の問題ではなく、法医学のシステムの問題であり、少なくとも藤田氏は、私の意見にきちんと向き合ってくれる、数少ない法医学者のひとりであることは間違いない。

さて、今後の法医学についてはどうお考えなのだろうか。

藤田「Ａｉについてもそうですが、いま、法医学の分野に新しい技術をどんどん入れていかなければならない時代になっています。ですからぜひ、若い世代や、ほかの分野を経験してきた方に、どんどん法医学に移ってきてもらい、この分野を発展させていきたいというのが、私の夢ですね。またそうすることで、われわれ自身も成長することになりますから」

日本のさらなる医療の発展のためにも、今後の藤田氏の活躍に期待したい。

犯罪性を見抜くために

ゲストルーム◆藤田眞幸

解剖は優れた死体の解析法ですが、長い時間を要し、肉体的、精神的にもたいへんな作業であるため、全例に施すことはできません。

かなり前から、法医学者は、死亡直前に病院で撮影されたレントゲンやCTを、検案や解剖時に参考にしてきましたが、自分たちから積極的に死体のCTを撮影することはまれでした。海堂尊氏が、早くからＡｉの研究に取り組み、その有用性や必要性を主張してこられたことは、たいへん高く評価されるべきことだと思っていますが、現在、そして将来も、Ａｉが完全に解剖に取って代わることはないとも思っています。しかし、そう遠くない将来、かなりの部分で利用されるようになっていくことでしょう。

ただ、犯罪性を見抜くためには、法医学的な視点が必要ですので、そこに至るまでには、技術的な進歩だけではなく、放射線科医と法医学者のさらなる相互理解、連携体制の構築、ひいては、法医学の重要性に対する社会のより大きな理解が、何よりも必要だと思っています。

手に汗握る名勝負

コマタエ後記♥駒村多恵

テレビ朝日系のドラマ「法医学教室の事件ファイル」の再放送を横目で見ながらこの原稿を書いております。私の抱いていた法医学者というと、まさにこのドラマの主人公を演じている名取裕子さんのイメージ。時には警察官である夫も無視して調べるような熱い女性……というのがドラマですが、実際はそうもいかないようですし、Ａｉ推進に尽力されている海堂さんとしては言いたいことがたくさんあるみたいで。収録前の打ち合わせ室から早くもバトルの火がくすぶっており、「海堂ラボ」始まって以来の緊迫した空気の中収録が始まりました。

予想に反して前半は非常に穏やかに進みました。法医学の仕組みや藤田先生の経歴を和やかに紹介していたのですが、収録開始から三十分、やってきました海堂さんの言葉の応酬！

藤田先生の発言の言葉尻を上手く捉え、正論の矢を突き刺していきます。藤田先生も次第に押されながらも決して負けません。「海堂さんの突っ込みがないと我々も成長しませんから。一つ一つ答えることで我々も法医学の特殊性を自分なりに理解していくので有難い」と大人の発言。そして番組終了間際、ギリギリに「海堂さんの批判を全部受け入れているのは、認めているわけではございませんから」とねじ込んだ藤田先生。うーむ、名勝負に拍手！

法医学の旗手

カイドウ素描♠海堂　尊

堤先生主催の救急医学会シンポジウムで、私が壇上で噛みついた相手が藤田先生である。シンポジウム終了後、会場最前列で議論を続けたが決着がつかず、堤先生と一緒に「海堂ラボ」へ出演要請をしますよ、と言ったら受けて立った。全三十六回収録の「海堂ラボ」では、私は主にパッシヴ・フェーズという穏やかな役柄を演じ通したが、この回だけは唯一、アクティヴ・フェーズをかましてしまった。そのアクティヴ・フェーズの私をのらりくらりとかわしながら、自分の業務で主張できる部分をきっちりプレゼンするあたり、やはりただ者ではなく、堂々と表舞台で対応するあたりは、天晴れと評価せざるを得ない。

論戦は番組終了後の控え室にまで延長し、法医学者が無責任にＡｉにかかわり、その情報を抱え込み、その結果見逃しや誤診につながったらどうするんだ、それなら放射線科医に一任すべきでしょうと迫ったが、その問いに対する明確な答えはなかった。

まあ、誰にも答えられる問題ではないので仕方がないのだが。

ちなみに番組終了後に出演ＤＶＤをお渡しするのだが、二十枚近く要望されたと伝え聞く。いったいどこに配布したのだろう。個人的には興味深い。

十一人目

笑顔と思いやりは薬以上に大切なもの

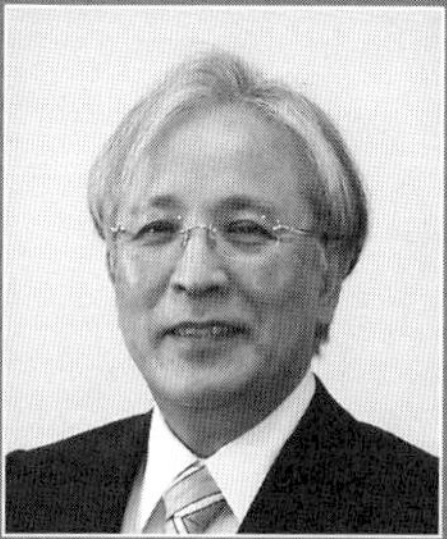

大友 仁（気仙沼市医師会会長）

おおとも・ひとし
気仙沼市医師会会長。
1980年、東北大学大学院医学系研究科内科学専攻修了（医学博士）。東北大学医学部神経内科で勤務ののち、1986～89年米国メイヨクリニックに留学。1990年より大友病院院長。2010年より現職。

（2011年8月4日放送）

ほとんどの医師の行動は最善のものだった

二〇一一年三月十一日に東日本を襲った大震災。地震と津波は尊い命を奪っただけでなく、医師不足や経営に苦しんできた地域の医療現場を直撃した。病院が倒壊し、医療機器が機能しないなかで、医師たちはどのように動き、患者と向き合ったのだろうか――今回は、大きな被害を受けた気仙沼《けせんぬま》市で医師会会長を務め、大友病院院長でもある大友仁氏に、話を伺った。

じつは私は震災発生から一カ月後に被災地に赴いた。現地で感じたことは、被災しなければ被災地のことはわからない、ということだ。しかしそのなかで、被災された医師たちはすぐに立ち上がり、診療活動を始めていた。大友氏も私が訪問した際、笑顔で積極的に病院内を動き、対外的な交渉を行なっていた。深刻な事態に直面し、意気消沈したりはしなかったのだろうか。

大友「先生に御指摘いただいて初めて気づきました。おそらく笑顔が習慣になっているのでしょう。それは長年医師として患者さんとの関わりの中で自然に会得したようです。とくに患者さんたちにとって、笑顔と思いやりは薬以上に大切なもの。これは私の信念です」

あれほどの大損害を受けたら、なかなか気丈に振舞えるものではない。ところが気仙沼市医師会の先生方は、本当にはつらつと動いていた。

大友「幸いにも私の病院は被害が小さかった。だから、大きな被害に遭った先生方を含め、気仙沼市に住む方々に対して、何かをやらなければならない、という気持ちが強くありました。それが気分を高揚させたのでしょう」

大友病院に押し寄せた瓦礫《がれき》の量は少なかったかもしれないが、それでも被災地のど真ん中にある。震災直後は、どのようなことを考えられたのだろうか。

大友「私の病院までは津波がこなかったので、まず考えたことは、患者さんに対応するために病院を開けておく、ということでした。気仙沼市医師会にそのような取り決めがありまして、それを忠実に守ったということです」

そのマニュアルは、次の通りである。

1、原則、自院の安全確保・診療体制の回復整備を優先とし、自院での救護活動を実施する。※活動開始時、医師会提供の旗を掲示し、標示すること。

2、救護班等は、その時点で本部が状況判断の上、指示・要請する。※出動の際は、本会所定の救護班ベスト着用のこと。

3、救護所への出務・救護班は、原則徒歩で出動できる範囲内とし、安全・進行等の確保から可能であれば送迎（案内）が望ましい。

つまり、各々ができる範囲で医療をはじめよ、ということだ。実際、これが非常によく機能したという。

大友「震災後は通信網がやられてしまって、医師会のメンバーとまったく連絡がとれませんでした。ですから、このシステムが機能したのは、一人ひとりが取り決めを守り、自分で考えて行動したからでしょう。あとで知った話ですが、家や医院が流された先生もたくさんいたのですが、みな自分の意思で避難所に行って、診療をされたそうです。そして同じ避難所に医師が重複した場合、互いに調整して別の避難所に移動したという。

そのうえで、医師会の事務長が職員を総動員して医師たちと連絡を取り合い、徒歩で行けるところはすべてまわったのです。みんな使命感に燃えていました」

ほかの地域の医師会でも、自身の家族の安否がわからないなかで、先に医師を捜し回って地域の方々を守ろうとした、という話も聞く。事前の想定と現実はかけ離れているものなのに、なぜこのような行動がとれたのだろう。

大友「気仙沼市の約八割の病院や診療所が、津波で流されてしまいました。その地に勤め

図11−1 地震直後の惨状

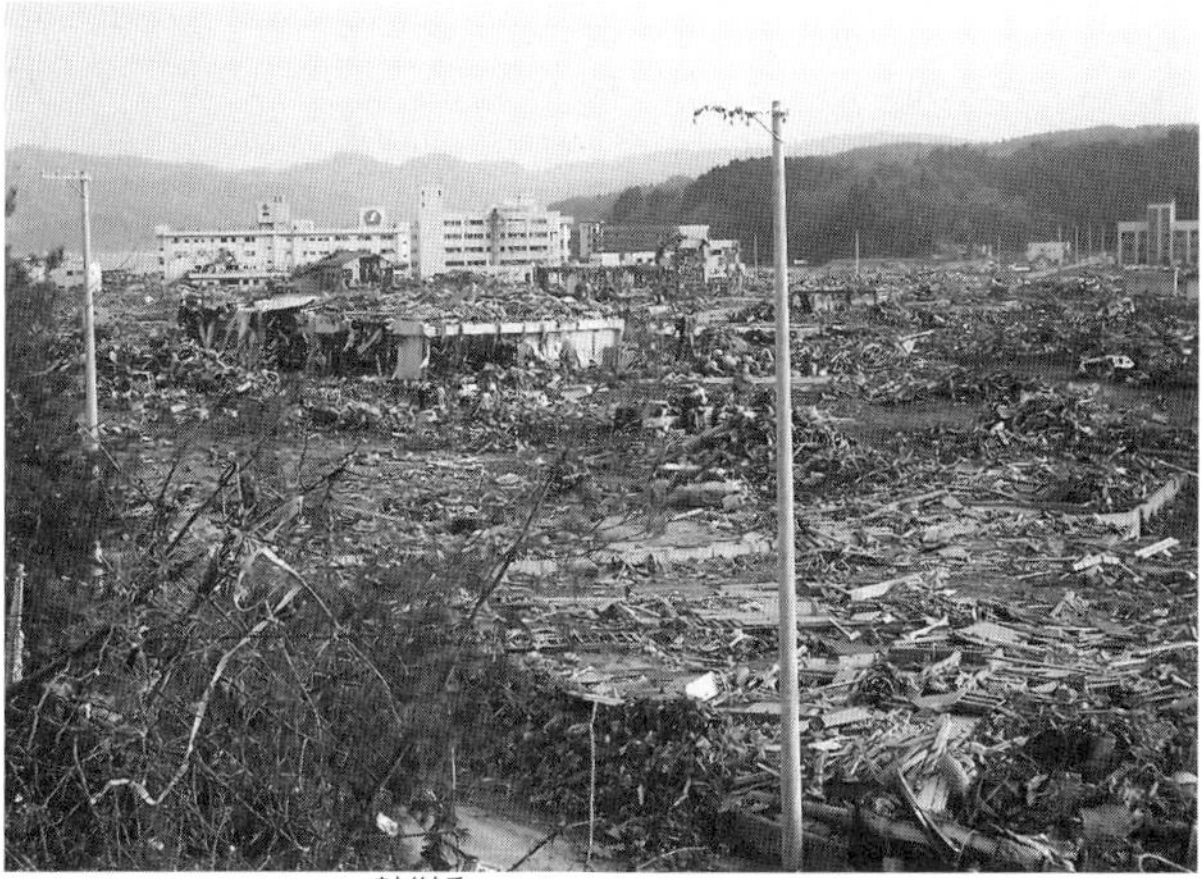

廻《まわり》館《たて》から見た志津川中心街

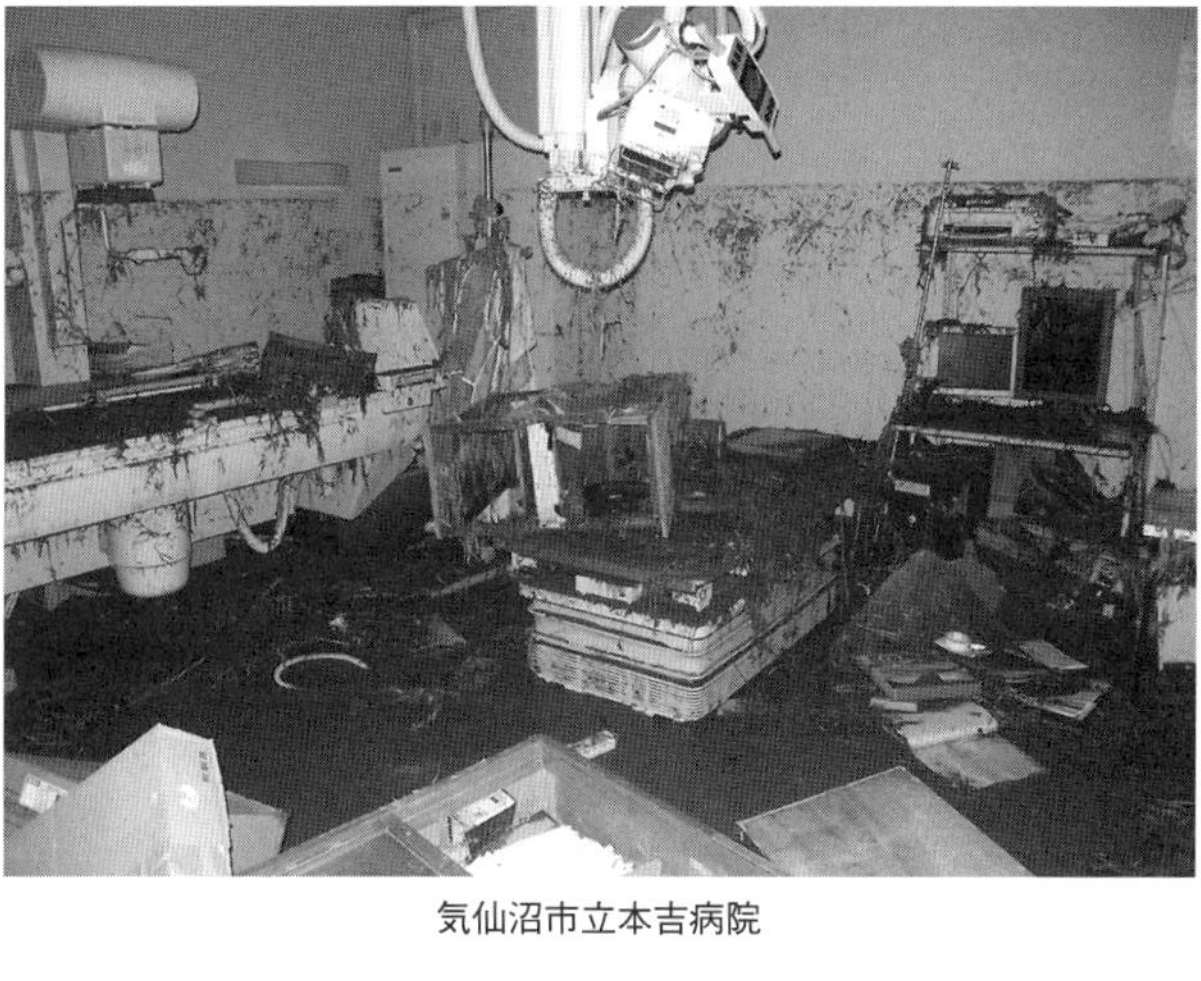

気仙沼市立本吉病院

る先生方の安否はもちろん心配でしたが、患者さんが押し寄せてくるので診療を優先的に行なった。『想定外の災害』だとわかった時点で動転はしましたが、われわれのやるべきことは明確です。それは、患者さんに対応すること。それを忠実に守ったまでです。

また、これは医師の特性なのでしょうが、基本に沿って一人ひとりが自分の頭で考えて動きます。また、自分が中心になって命令を出すことが多い。つまり、その場を乗り切るにはどうすればいいか、何がいちばん望ましい選択肢なのか、と考える習慣が職業上あるのです。後日入手した報告をみてみますと、ほとんどの会員の動きは最善のものでした」

震災後一カ月の時点で、気仙沼市は行政の対応がかなり進んでいる、という印象を受けた。それは医師それぞれが自発的に動いていたため、その延長線上で考えることができたからだろう。

大友「災害時の医療に関しては震災前に、市と協定を結ぶ直前までいっていたのです。行政との関係をわれわれは十分に認識していたので、しっかりと連携して事態に向きあわなければならないと思っていました。ですから早い段階で、私は市の災害対策本部に詰めていた。そこで、消防署、警察、自衛隊、電力会社やNTTなどの通信網からの報告を受け、適切な情報を出さなければなりませんから。たとえば、感染症などは先手必勝というのが原則です。ですから、これからなすべきことを整理して、関係各所にお願いをしていました。もう一つ重要なことは、センター病院である市立病院に負担がかからないようにすることです。そのためには、医師会が早く立ち上がる必要があり、ライフライン復旧を細かく頼むという立場でもありました」

センター病院である市民病院に負担がかからないとは、どのようにすることなのだろう。周辺の医療機関や診療所とは、どのような関係なのだろうか。

大友「気仙沼市は宮城県でも最北の地で、中心都市である仙台から離れています。そのため、医療をこのエリア内で完結できるようにしていました。ですから、診療所で対応できるものは可能な限り診療所で対応することが重要です。そうでなければ、市立病院に患者さんが集中して、パンクしてしまう。市立病院が疲弊して立ち行かなくなったら、この地の医療は崩壊してしまいますから」

つまり気仙沼市には、草の根の医療がしっかりと根づいていたということだ。そこに今回の津波のような災害に見舞われ、一瞬は揺らぎかけたとしても、その根強さのために自律的に回復を始めたのだろう。

大友「初動がよかった大きな理由は、まずセンター病院が津波の被害を受けずに残ったことです。もう一つは、市役所が残ったこと。医療の大きな軸になるべき二つが残ったからこその結果だと思います」

さらにいえば、医療と市役所の関係が良好だったことも大きいだろう。瓦礫が押し寄せた病院に対して、市役所が優先的に排除に動き、一週間で再開することができたと聞く。

大友「私は、行政と離れたら、いい医療は提供できないとつねに思っています。ただ、問題がなかったわけではありません。何といっても大量の瓦礫で、先ほど申し上げたように、感染症がもっとも心配されました。しかし、瓦礫の撤去がなかなか思うように進まなかった。市は、他の地域よりは進んでいるといいましたが、私の目からはものすごく遅く感じました。おそらく財政的な問題もあって、市が負債を負うのは大変だと考えていたのかもしれません。ほかにも、平時と同じ規則で動いてしまっていることが多く見受けられました。それはもどかしかったですね」

医療は命に直結するので、緊急時には融通を利かせて対応する。しかし行政が足踏みをしてしまい、復旧・復興が遅れてしまっている印象も受けた。

大友「たとえば診療に関して言えば、被災地の方々は保険証などいっさいが流されてしまっているわけで、診療時に提示するといった手続きはもはやできません。ですからわれわれは、最初の一週間は保険証なしで対応させていただきました。カルテなどの書類も、一枚一枚、乾かしました。これは患者さんの大切な記録です。残って泥まみれになった程度ならいいのですが、流されて失ってしまった先生方は本当に大変だったと思います」

災害時のほうが、手厚く診ることができる

震災では、日本医師会の支援も迅速かつ適切だったという印象を受けた。DMAT《ディーマット》(災害派遣医療チーム)とJMAT《ジェイマット》(日本医師会災害医療チーム)はどう動いたのか。

大友「まず超急性期にDMATが入りました。今回は津波の被害が多く、救急が活躍するような怪我人が少なかったのですが、それでも一番多いときで五十チームほどが入ってくださいました」

DMATに関しては、阪神・淡路大震災や中越沖地震の際、やってきては勝手なことをして帰っていく、といった批判も多かった。実際はどうだったのだろうか。

大友「非常に気を遣ってくださり、どうすれば市民が一番幸せかということを心得ておられました。かなりの訓練を受けていて、とても紳士的で素晴らしい対応でしたよ」

さまざまな経験と話し合いを重ねて、成熟してきたのだろう。

大友「急性期から亜急性期、そのあとに続く慢性期は、ＪＭＡＴをはじめ複数の医療チームが息の長いサポートをしてくれました。特に東京都医師会、全日本病院協会（全日病）、横浜市の各医療チームには、大変お世話になりました。われわれが説明しなくても、ニーズに応じて対応してくださった。『ここに医師が足りないので、もう一隊ほしい』というと、まもなく派遣を決定してくれました。また、今回の医療救護班の事務調整的取りまとめを行なって下さったのが東京都福祉保健局や全日病の事務方の人々でした。各チームの派遣調整をして下さったそれぞれの事務方の人々の御苦労を感じると共に、後方支援（ロジステックス）の重要さを教えられました。

経済支援の面においても、医師会を通して集まった義捐金《ぎえんきん》を、被害程度によりますが、民間の被災医療機関一件当たり数百万円ぐらいいただきました。ありがたい次第ですね。しかし残念ながら、まだまだ足りないというのが現状なのですが……」

避難所や在宅診療の方々へのケアにも彼らが積極的に関わっていたという。どのようにカバーしたのだろうか。

大友「避難所の救護は、ＪＭＡＴを中心に医療救護班があたりました。六月三十日で解散したのですが、約四カ月間、サポートをしてくださった。それから少し遅れて立ち上がったのが、在宅の方へのサポートです。医師会員一人と市立病院の代表一人とでチームを組織し、永井康徳先生（松山市で開業）などの在宅診療のエキスパートの方々の御指導・御支援のもと、さらに医師会がサポートを行なって、それぞれの家をまわりました。

じつは災害時のほうが、手厚く診ることができます。災害時は、患者の負担はなく、無制限で診療ができます。一方、平常時の在宅医療というのは、たとえば褥瘡《じょくそう》（床ずれ）の手当ては保険診療上、限られた額しか出ません。しかし褥瘡は、そう簡単に治るものではない。一週間ほどの手厚い治療は保険で認められますが、それ以降は手薄になってしまう。今回は、災害時の診療として二週間、じっくり治療できました。やはり治りが早いですね」

災害時は、患者の負担がないので目いっぱいの治療ができる。それは患者にとっては幸せだが、時期が終わり保険診療にもどれば、そうはいかなくなってしまう。通常の医療では、患者の懐《ふところ》具合を考えながらも、保険診療で手当てをすることになる。

大友「災害時の診療から保険診療に変わったとき、一気に手当てが手薄になると思われます。被災者は、二〇一二年二月くらいまでは保険診療上、援助が受けられます。しかし在宅診療は、家があるということです。すなわち被災者でないことになる。ですから、普通の診療になり、お金を払わなくてはなりません。被災された方でも保険診療の枠内でやらなければばならないのです」

保険を考えるうえでは「在宅＝被災していない」というのは、盲点である。

大友「保険診療ではどうしてもルールに従わなければなりません。これは悲しい現実ですが、納得していただくほかない。応援に入った先生方に、引き上げるときには事情をきちんと説明していただくよう、お願いしています」

被災地では、自衛隊が被災地の自立を考え、心残りではあるけれども引き上げる。これは医療も同じである。

大友「たしかに、いつまでも人に頼るということは、あまりいいことではありません。『自分で立つ』ことが必要で、その時期は必ずやってきます。そこでタイミングを計りながらうまく切替えるということが、コーディネーター役としてわれわれが気を遣わなければならないことです」

心理的ストレス、資金不足……

また被災地では、地震や津波に直接襲われたのではないが、広範な意味で被害を受けた方々が大勢いるという。たとえば、被災していない家の奥さんが、心理的な疲労で入院したという話も聞く。

大友「ある患者さんが病院に来られました。聞いてみると、地震にも津波にも被害に遭っていないというのです。尋ねると、『被災した親戚が家に集まり、寝泊りをしている』と。家を取り仕切る主婦がいちばん疲れる状態に置かれてしまい、病院に来られたのです。

被害に遭っていない家に五世帯が集まる、といったことは普通で、十世帯が集まるところもある。しかもその家は被災していないということで、援助物資はきません。親戚といえども気は遣いますすし、五世帯分の食事をつくるというだけで大変です。経済的にも苦しく、自身が心の病にかかられてしまったのですね」

その女性と同様、大友氏も「被災していないから」と、いつもより多くの患者を診ている。こうして現場を支えている医師への支援を、国や行政は積極的にやらねばならないだろう。たとえば、被災された医師が苦しんでいるのは二重債務である。そのようなデリケートな問題に対し、大友氏は直接電話をして、積極的に声を吸い上げようとしているのだという。

大友「規模の大小ありますが、ほとんどの被災した民間医療機関が苦しんでいます。そのことを上の組織に伝えたのですが、具体的な数字が知りたいといいます。たしかにその通りだと思い、封書で『被災額を教えてください』というアンケートを送りました。やはり、そうとうな額にのぼります。

浸水地域の土地は、担保にならないのです。国からお金を融資してくれるというので勇んで行ったものの、担保になるものは流された土地しかないといったら、それでは貸せないといわれる。行政はぜひ被災地の実情を汲んで考えてほしい。

現場が困っているのは、やはりお金がないということです。いまの状態は、資金があればすぐに立ち上がれるけれど、逆に支援がなければ即座に倒れてしまう、というかなり中途半端で不安定な状態なのです。国公立の医療機関に関しては援助が入りますが、民間にはまったく入りませんから。しかしこれからも、できるかぎりの力を尽くして、この地域の医療を守ろうと思っています」

大災害に遭うということは、直面してみなければ、わからないことだらけである。さらにこの地は、もともと医療過疎地域でもある。震災復興というだけでなく、長期的な支援の手を差し伸べることを考えなければいけない。

拭いきれない不信感

ゲストルーム◆大友 仁

いま気仙沼の美しい海岸に立つと、この穏やかな海で何が起こったのかと一瞬戸惑う。少なくともこの数カ月は、事態が進展したとは思えない。責任は地域にもあるが、今回を見る限り、国の対応の悪さが目立つ。補助金に条件を付け過ぎて利用できない。集団移転を考える一方で、現地での建て替え補修にのみ支援金を提供するという矛盾。事務処理がなかなか進まない。自治体は補助金の使い道を自由に決められない。民間に充《あ》てられる補助金が少ない。援助要請の申請一件当たりの審査に時間がかかり過ぎて遅々として進まない（一日一～二件ペース）などなど、次々と不満と疑問が湧き出る。

もう私達は不信感の塊になっている。答えは単純で、すぐ傍らにあるような気もするし、まったく異次元にあるのかもしれない。多くの被災地の人たちは、「もう失う物は何もない。前に向かって進みたいので、国には条件をつけない財政的支援を、被災地の自治体を中心に早急にお願いしたい」と切望している。

この眼前の風景と同じように、私たちの心が穏やかになり、復興に向けて国と地域が心ひとつになれるのはいつなのだろうか……。

人々を照らす太陽

コマタエ後記♥駒村多恵

二〇一一年七月に被災地を訪れた際、初めてお会いした大友先生に私は驚きました。辺りはまだ津波の爪痕《つめあと》が生々しく、ポツンポツンと残っている建物も黒く焦げ、新しく立った電柱の横に巨大な漁船が乗り上げたままになっている状態。惨状を目《ま》のあたりにした私は、地元の方とどう接すれば良いだろうと憂慮しながら大友病院を伺いました。ところが、迎えて下さった先生は満面の笑みで、非常に明るい。相手の心まで自然と大らかにしてしまう包み込むような温かさを感じ、この過酷な環境の中でそうあれることに驚いたのです。

そしてお話を伺って、この地域の方にとってどんなに大友先生の存在が頼もしいだろうと思い知りました。被災した時真っ先に患者さんを誘導し、パソコンとカルテを高い所に移動させせて患者さんの既往歴を確保したこと。二重債務で存続が危ぶまれる地域病院の先生に対しては、デリケートなことだからと気仙沼市医師会会長である大友先生自らが聞き取り調査を行ない、日本医師会へ窮状を訴えていたこと。元々医療過疎である気仙沼でこれ以上患者さんに苦労させせないという強い意志も感じました。皆が辛い気持ちを受け止め、「前に向かっていくしかない」と笑顔でおっしゃる大友先生。人々を照らす、太陽のような人でした。

被災地に笑顔・気仙沼市医師会会長

カイドウ素描♠海堂 尊

日本医師会の今村理事から、3・11東日本大震災の被災地を現地視察するのでご一緒しませんか、とお誘いを受けたのは震災後一カ月経った四月下旬のことだ。気仙沼は大変な惨状で言葉を失ったが、気仙沼市医師会会長の大友先生とお目に掛かった時、そのふくよかでにこやかな雰囲気に、周囲の空気が明るくなり、ほっとさせられた。二回目の視察の七月には、アシスタントの駒村さんも同行したがまったく同じ印象を抱いたようだ。

相手は病気で暗くなりがちだから、せめてこちらがにこにこして、気分を軽くしてあげられたらなあ、と心がけているんですというその言葉は、単純だったが、にじみでるような、付け焼き刃ではない説得力があった。

「海堂ラボ」にお越しいただいたときには、たっぷりお話することができたと喜ばれ、「被災地から定期的に発信したいので、またお招きください」と頼まれた。だが番組自体が終わってしまい、その約束を果たせなかったことが、今となっては唯一の心残りである。

大学に在籍していた頃はMRI導入の頃で、初期のMRI研究に従事していたそうで、Aiに対しても、大変興味を抱いておられたのが印象的だった。

十二人目

慰められるより慰めることに喜びを得る

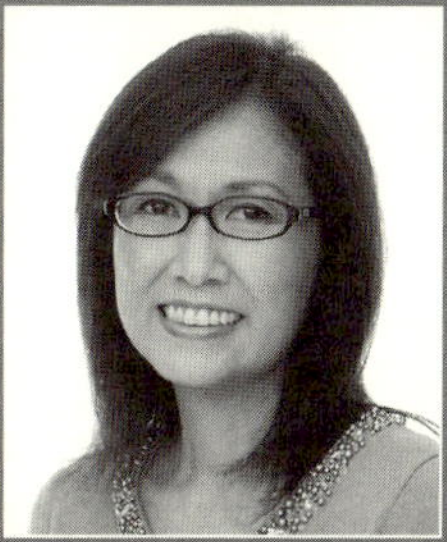

香山リカ（精神科医）

かやま・りか
精神科医、立教大学現代心理学部教授。
1960年北海道生まれ。東京医科大学卒業。豊富な臨床経験を活かして現代人の心の問題を鋭くとらえるだけでなく、政治・社会評論、サブカルチャー批評など幅広いジャンルで発信を続ける。
おもな著書に『しがみつかない生き方』（幻冬舎新書）、『若者の法則』（岩波新書）、『〈じぶん〉を愛するということ』（講談社現代新書）、『うつで困ったときに開く本』（朝日新書）、『気にしない技術』（ＰＨＰ新書）などがある。

（2011年10月6日放送）

悩みはつねにあったほうがいい

東日本大震災から一年が経つ。この間、復旧や復興に向けてさまざまな政策や問題が挙げられてきたが、もっとも難しいのが「心の問題」だろう。

今回はそのテーマについて、精神科医の香山リカ氏にお話を伺う。香山氏は『３・11後の心を立て直す』（ベスト新書）を上梓するなど、震災後の心のケアについて、積極的に情報を発信し続けている。

まず本題に入る前に、香山氏の経歴からお聞きしよう。

香山「じつは私は当初、理学部志望でした。ですが国立大学に二度、落ちてしまった。二浪はできないし、両親から『女性は理科系では就職口がないから、免許や資格がとれる薬学部や医学部を受けなさい』といわれて医学部を受験し、合格したのです。このため、当時は医学部にまったく適応できませんでした。周りには『人助けをしたい』とか『がんを治すぞ』といった熱い思いを抱く人が多かったけれど、私はそうではなかった。

だから逃げるように、小さな編集プロダクションでアルバイトをしていました。そこで本の製作に携わっているうちに、『ちょっと書いてみたら』と勧められて、書き出したんです。

そのとき、編集者が『香山リカ』というペンネームを付けてくれた。

医師になったとき、書くことをやめようとしたのですが、『せっかく精神科医になったのだから、今度はその話を書いてよ』といわれて――本当に成り行きでしたね。当時は、ニューアカデミズムといわれるフランス現代思想のようなものが流行《はや》って、ドゥルーズとかラカンとか、わかったフリをして書くのがオシャレでした（笑）」

じつは私も当初、誰かを救うのだ！　といった強い意志をもっていたわけでなく医学部に入学した。医学部に入る人間がみな、最初から「医師になって人を助けたい」と思っているわけではないのだ。

しかし、そのような学生でも、ポリクリ（ポリクリニック／医学部高学年で行なわれる病院実習）に行くと、自然とやる気になるものである。

香山「病棟での実習で実際に患者さんと触れ合うと、気持ちが変わってきます。私もなかなかやる気になれなかったのですが、それでも三十八度の高熱を出した患者さんに解熱剤を出し、『先生ありがとう』と言われると、ジーンとしました。誰かに『ありがとう』といわれることなどあまりないので、単純に感動したのです」

医療に従事していていちばん感動するのは、感謝されることである。治してあげることができたという実感は、医師にとって、なによりの喜びなのだ。

香山「しかし私は極端なので、快感に浸りすぎてしまう嫌いがあります。最近でも、病気を治すことが医者の使命だとは思うものの、延命治療や抗がん剤治療で患者さんが苦しまれているのをみたり、『結局、何もしないのがいちばんいい』といった意見を聞いたりすると、自分のやってることは本当に人のためになっているのか、と悩むことが多くあるのです」

これは、医師なら誰しもが直面する悩みである。香山氏の著書では、そのような悩みをもつことが肯定されている。白と黒の二つの意見があるなかで〝どちらもとらない〟という選択肢を残しているのだ。

香山「医療には、ためらいや曖昧さがつきまといます。生命について、はっきりと『こうしたほうがいい』とは決めがたいところがあるのです。だから、そこはためらいのまま保留する。『こうしたほうがいいとは思うけれど、でも本当にそうだろうか』と悩むことは、つねにあったほうがいいと思っているのです」

現役で、かつメディアに出演する医師がその悩みを正直に吐露するのは、難しいことではないだろうか。

香山「私が発信していたのは、最初はマイナーな媒体においてでしたし、だからこそ言いたいことを述べてきました。体制や権威に対して闘うほどではないけれど、ツッコミを入れたり、揶揄《やゆ》したりしていた。私は、たんなる一臨床医であり、それもあまり大きくはない民間病院で働いているだけなので、気楽に正直に、自分の臨床経験のなかのためらいを述べやすいのです。そして、それは問題ないと思っています」

二十世紀までの医療現場でもっとも欠けていたことは、この点である。現場の医師は正直な心情を発信できず、つねに偉いと祭りあげられた挙げ句、いきなり反転するとメディアの攻撃に遭うのだ。

いま、香山氏が日常の診療の様子を、患者が特定されないかたちで発信することで、あとを追う医師が多くなっている。これは非常にいい傾向ではないかと感じる。

しかし、徐々にメジャーな場への露出が増えるなかで、どのように折り合いをつけていったのだろう。

香山「女性の強みでしょうか、年齢を経るごとにすごく楽になりました。昔は、『若い女が何を言っているんだ』とか『色気があるんだろう』と勘ぐられましたが、四十歳になったときにオバサンモードに逃げるという手法を覚え、最近では『こないだ五十一になっちゃって』というと、誰も何も言わなくなりました（笑）。

ただ、診察にいらっしゃる女性には、老いの恐怖から心のバランスを崩す方がかなりいらっしゃる。たとえば、眼科で『老眼です』と言われても認めることができなかったり、『更年期です』と言われても『私は三十代で通っています！』と言い張る人は多くいます。アンチエイジング医療も盛んな昨今ですが、加齢して老いを迎え、死に至るのは変えられないことですよね」

人間の業は、どこかで折り合いをつけなければならない。そのとき、香山氏の本を読むとホッとする。違った意見があるけれど選ぶのはあなたである、と繰り返し語りかけるからだ。

香山「ですが、そのように書くと批判も多い。『結局は答えを出していない』『どうしたらいいか教えてほしいのに』と言われてしまうのです。また、マニュアル的なものを求めて『心がけ何カ条を書いてくれ』と。ですが、絶対的な正解なんて、私にもわかりません。たしかに、〇と×ではっきり答えたほうが楽ですし、気持ちもすっきりするでしょう。わからないから灰色のままにしておくということは、すごくタフでなければできないことですから」

たとえば、がんの処置で切るか切らないかという二択を決断する、といったことはわかりやすい。その「二者択一」の裏返しが、グレーゾーンのまま我慢するということだ。香山氏は、日本人はグレーゾーンの問題に対する耐性が弱すぎるという。

香山「いつごろからでしょうか。政権の支持率でも、急上昇と急降下を繰り返しています。一人が賛成すると雪崩《なだれ》を打ってそちらに傾き、違う意見が出ると反対側へ動く。強いカリスマ的な意見に引っ張られることを指摘すると、『考えすぎだ』とか『脅かすのか』と怒られる。読んだ人の多くがよかったなと思っても、そのような人は言葉に出して言わないものです。一つか二つの批判がインターネットなどでダイレクトに届くので、傷つきやすくなったのでしょう」

共感疲労と過覚醒状態

香山氏の診察方法は、相談ごとに対応するわけではなく、ある程度は自分の本心を開示しながら、相手の共感を得ていくというものである。

香山「人に共感するのは、それだけでかなりエネルギーを使います。私はこの仕事を長くやっているので、『じゃあ、また来週ね』と言った瞬間に気持ちを切り替えることができますが。

今回の震災では、あまりにも被災地の方々に同情しすぎて、自身がウツのようになってしまった方がかなり多くいました。『共感疲労』というのですが、不幸な境遇の立場を自分も経験をしたかのような大きなショックを受ける、という現象が起きています」

香山氏自身は震災発生時、どうしていたのだろう。

香山「都内で講演会の最中でした。揺れたと同時に聴衆の半分ぐらいが会場から外へ逃げたでしょうか。舞台の上もそうとう揺れ、私もただびっくりしていました。

講演会は自然解散になったので、仕事場に戻ってテレビをつけてみると、津波の映像がオンタイムで流れていました。すぐに東北にいる知り合いに連絡しましたが、まったく通じませんでしたね」

そのようななか、香山氏は早い時期に被災地に入ったという。どのような状況だったのだろうか。

香山「被災地にいる、医師である友人の状況をみに行ったのです。目にする光景はテレビで伝えられたとおり、とんでもないものでしたが、避難所の方々や医療に当たっている方々がとても落ち着いて行動していて、冷静に振る舞っていたのが印象的でした。東北の方は普段から感情を抑制しがちなところがあるので、みなさんがたいへんなのだから、と我慢していたのかもしれませんね。

むしろ東京にいる方のほうがパニックになっていたり、感情が不安定になっている人が多くて、たいへんでした。『どんな災害がきても東京は大丈夫だろう』とみんな高を括《くく》っていたのに、あれほど揺れて、電車が止まり、停電が起こり、また物資も不足した、原発事故の行方もわからない。『東京がダメならもう終わりじゃないか』と絶望を感じた方もいたほどです。その一方で、被災地に対して何かをしなくてはいけない、と焦る人も多かった。『過覚醒状態』というのですが、眠れない、食欲もない、一日中パソコンにはりついて情報を集めて発信し続ける、といった具合です。

また、自身のトラウマが吹き出した人もかなりいました。子供のときに虐待や性被害などで診療を受け、症状が落ち着いていた人が、あまりの衝撃でフラッシュバックしたというものです」

そういった症状は、一九九五年の阪神・淡路大震災のときもあったのだろうか。

香山「当時、私はすでに関東で診療をしていましたが、そうでもありませんでした。なんといっても、情報の量が違います。阪神・淡路大震災のときもテレビはありましたが、今回はインターネット、とくにツイッターなどで現地の情報がリアルタイムで入ってくる。

またインターネット動画の影響力は大きかった。津波の被害状況を被災者自らが撮影した、とても生々しい映像が次々に動画サイトにアップされ、多くの方に繰り返し共有されたのです」

ツイッターやインターネット動画は、自ら情報を取りにいかなければ観ることはできない。能動的に行なっているにもかかわらず影響を受けるということに対しては、止めることは至難のことだろう。

香山「私も当時、ツイッターをみない時間をある程度つくりましょう、と呼びかけたりしました。テレビでもなんでも、逃げ場がないのです。一つのチャンネルくらいは、音楽番組などをやってもよかったかもしれない。デマも非常に多かったですしね。

また、被災者ではない人たちが、普通の生活をするのは申し訳ない、とお風呂にも入らず、温かい食事も食べないといった、自粛とは違う意味で生活を制限した方がとても多かった。そこで私は、新聞上で『普通の生活をしてください。普通に寝たり、ご飯食べたりしていいのです』と、ものすごく単純なことを書いたのですが、驚くほど多くの方から『いってくれてありがとう』と、これまでにないほど大きな反響がありました。みんな普通の生活を控えていたんだ、とびっくりしました」

香山氏が理性的で常識的なことを伝えたことで、多くの方が安心したことだろう。また、あれほどテレビ局があるのなら、一局くらいアニメ番組や音楽番組を放送するといった配慮があってもよい、というのは頷ける。

香山「アメリカでも九・一一のあと、とくに子供の場合に、映像を観るだけでPTSD（心的外傷後ストレス障害）を発症するという報告がありました。だから現在は生々しい映像を出さないようになっているのでしょう。親は子供にそれらを観せたくないと思って、ビデオ店でアニメを借りようとするのだけど、すべて貸し出し中になっていた、という話も聞きました。

また被災地のある新聞が、震災後の早い時期に料理やファッションといった記事を再開したら、とても好反響だったといいます」

支援に行った方たちの穴埋めをすることも必要

あのような極限状況のときは、香山氏自身はどのような対応をしたらいいと思っているのだろうか。

香山「平常心でいられないのは当たり前ですが、自分で自分がケアできないと、被災地の方たちのケアもできません。皮肉な話ですが、ある患者さんは、被災地のために何かしたいと寝ずに物資を送る準備をしているうちに倒れてしまい、入院してしまったのです。そういう方たちに対しては、『自分のケアをすることも間接的な支援である』と話しました。『いまはとにかく自分の準備を整え、普通の生活をしてください。誰かを助けるために焦らなくても大丈夫です』と。

とはいえ私も、被災地で医療が不足していると聞けば、『こんなところで診察していいのか』とか『精神科医ではなく、救命救急の医師のほうがよかった』といった思いが心をよぎります。

しかし、支援に行った方たちの穴埋めをすることも必要です。職場で誰かが抜ければ、それを手当てすることも十分、支援になるのです。『直接支援ができないから申し訳ない』とか『情けない』と思う必要はありません」

私も医師会の被災地視察に同行したが、あれだけ広い地域に及ぶ甚大な被害だと、直接的な支援は当然、必要である。しかし同時に、後方支援にまわるといった、間接的に支援する人間も必要であることを痛感した。

香山「人によって、ＰＴＳＤになりやすい人とそうでない人がいます。同じ状況に対しても、意外に早く立ち直られる方もいるし、そうでない方もいる。こういった個々の事情の違いは、時間が経つにつれて難しい問題となっていくでしょうから、注視しなければいけません」

この流れのなかで、メディアはどういうことを心がけていけばいいのだろう。

香山「メディアはどうしても、『親を失った子供』といったドラマティックなことにスポットを当てがちです。しかし、強制的に話だけをさせて『じゃあね』と引き揚げてしまう関わり方は、大きな問題です。それぞれ立ち直る速度も違うので、半年経つから、または一年経つから、前を向きましょう、とは言い切れません。いまだに行方不明者の家族をお持ちの方も大勢います。歩みの速度が違うのは当然だと、メディアで伝えてほしいと思っています。

私が社会を語るのもおこがましいのですが、今後はやり直しがきく社会になってほしい、という思いが強くあります。

一回失敗したらもうおしまい、取り返しがきかない、といってウツ状態になって自殺してしまう例が、いまの日本にはとても多い。失敗しても別の道がある、と思える世の中になってほしいんです」

大丈夫だ、と言われれば安心する。香山氏の治療はそうやって、人びとの心を軽くしてくれるのだ。より生きやすい社会にするためにも、今後の香山氏の活躍を期待したい。

なぜ私たちは懲りないのか

ゲストルーム◆香山リカ

　大震災と原発事故は日本にとって大きな痛手であったが、私はひそかにこう期待もした。「これでやっと私たちは、人間が経済、教育、技術そして自然や生命までも自在にコントロールできるという思い上がりや利己的な競争の愚かさから目を覚まし、本当の意味での協調性を身につけることができるに違いない」と。

　ところが、「絆を大切に」「私たちはひとつ」などと利他の意識を持てたかに見えた時期は、長く続かなかった。それどころか、職場では「震災で落ち込んだ業績を立て直せ」と号令がかかり、さらなる激しい労働を強いられ、うつ病に倒れる人も相次いでいる。被災者に対しても「気の毒ではあるが、自分のことで精いっぱい」と見て見ぬふりをするしかない、と診察室で語ってくれた人もいる。

　なぜ私たちは懲りないのか。自然や歴史から学ぶことがどうしてできないのか。怒りを抑えきれない私は、診察室で心やさしい患者さんたちと話すことで、心の平安を得ている。癒されているのは、私のほうかもしれない。

魔法使い

コマタエ後記♥駒村多恵

海堂さんと私、二人とも気がつけば香山診療室でカウンセリングを受けているような展開になっていました。インタビュアーとしてのお仕事が多い私としては、聞かれるとつい話してしまう香山先生の魔法をとても羨《うらや》ましく思いました。

先生自身、自分が受けた批判や弱音をあまりにもサラッとおっしゃるのでこちらが驚くこともありました。「読者から、また同じか結局は答えを出してないという批判があって。どうすればいいいかを箇条書きで書けとか言われるけど……、わかんないからね、私も」「私がやっていることが本当に目の前の人のためになっているのかとまた最近悩むことが多くなったんですよね」など正直におっしゃる。医師であっても、友達とお茶しているような雰囲気でテレビでも弱音を言えるナチュラルさ。どこか脱力感がありながら、医師として患者さんに真摯に向き合い、一個人として自分をさらけ出し、どこかにユーモアも忘れません。

成り行き人生とおっしゃっていましたが、それは出会った人々が先生に魅了された結果、起こるべくして起こった成り行きなのではないでしょうか。成り行きのようで成り行きでない、そんな人生を歩んでいる先生だからこそ習得できた魔法なのでしょう。

メディアスターは世界を癒す

カイドウ素描♠海堂　尊

海堂ラボ全36回中の紅一点である。そう指摘されてから、私って女っ気がないのかしら、と思ったものだ。そんなことはなく、女医さんはじめ、薬剤師さんや看護師さんも呼びたかったのだが……番組が終わってしまったんだから、仕方がない。

というわけで「今日はみなさんよくご存じの香山リカさんです」という駒村さんの紹介がぴったりくる、知名度の高いスターは、とても聡明な方だった。大量の書籍を執筆しながら、メディア界をすいすいと渡り、時に難敵テリー伊藤さんのツッコミさえ軽やかに躱《かわ》す。

お目に掛かったのは初めてだったが、人当たりの柔らかな、穏やかな方だという印象を受けた。だが、しっかりした芯があるのも感じられた。常にご自分を客観視しようとする視線も感じ、それが香山さんのたたずまいのスッキリ！感の元に思えた。

ライターデビューから現在に至るまでの足取りのお話も興味深かったが、それは私も、今属しているジャンルで香山さんのような成功を収めることはとても難しいということをひしひしと実感させられていた頃だったせいもあるだろう。

無色透明なのに芯がある、というのがお目に掛かりお話を伺った後の印象だった。

〈初出〉月刊『Voice』二〇一一年五月号～二〇一二年四月号
（「ゲストルーム」「コマタエ後記」「カイドウ素描」は書き下ろし）

朝日ニュースター「海堂ラボ」
2010年10月7日～2012年3月15日放送

キャスター —— 海堂尊
アシスタント —— 駒村多恵
ディレクター —— 白川貴弘
アシスタントディレクター —— 小野浩良
プロデューサー —— 鈴木正晴

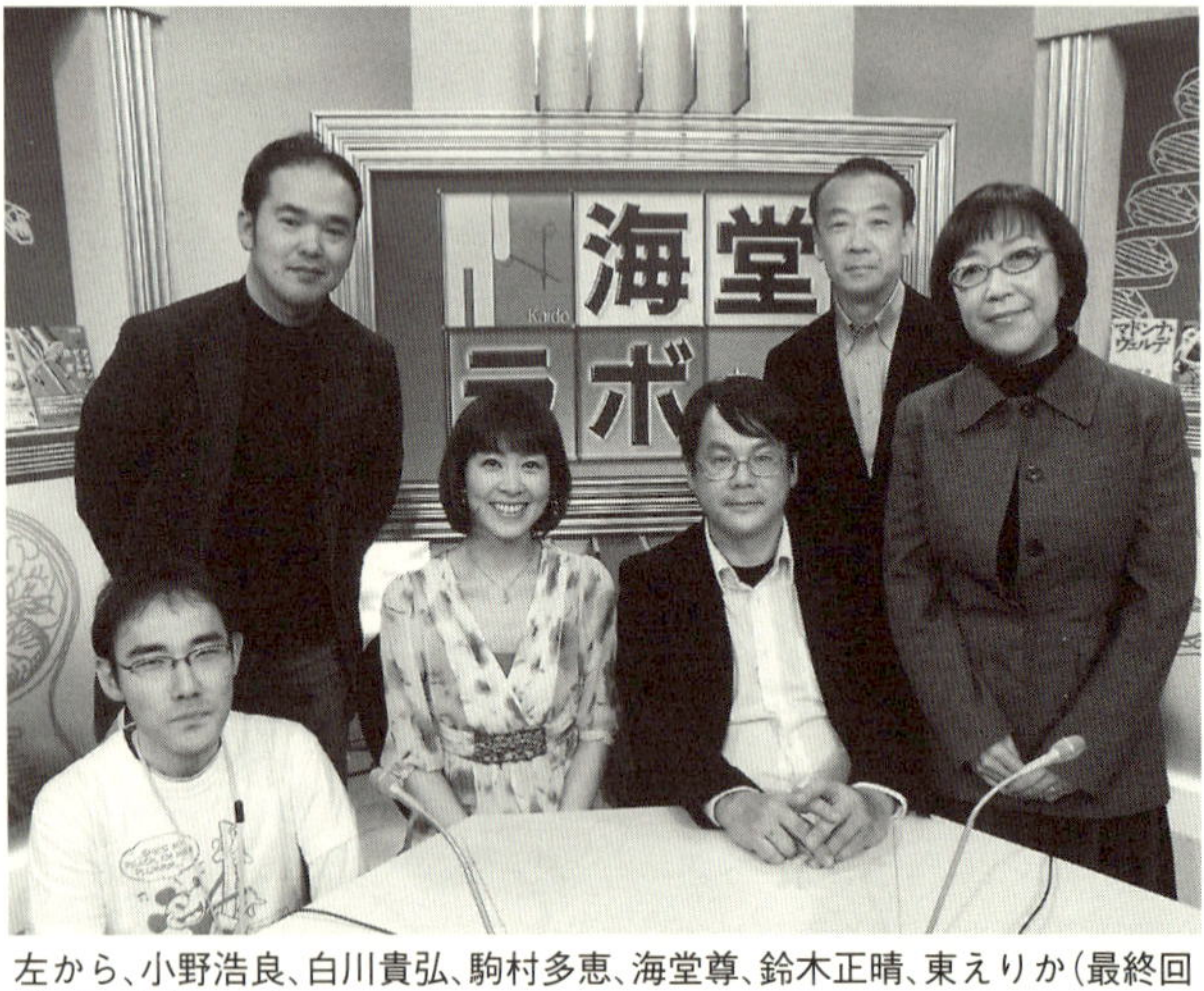

左から、小野浩良、白川貴弘、駒村多恵、海堂尊、鈴木正晴、東えりか（最終回サポートゲスト）

PHP新書
PHP INTERFACE
http://www.php.co.jp/

海堂 尊［かいどう・たける］

1961年生まれ。外科医、病理医を経て、現在は独立行政法人放射線医学総合研究所重粒子医科学センター・Ai情報研究推進室室長。第4回「『このミステリーがすごい!』大賞」大賞受賞、『チーム・バチスタの栄光』（宝島社）で2006年デビュー。2008年『死因不明社会』（講談社ブルーバックス）で第3回科学ジャーナリスト賞受賞。著書に『ジェネラル・ルージュの凱旋』『アリアドネの弾丸』（以上、宝島社）、『ジーン・ワルツ』『マドンナ・ヴェルデ』（以上、新潮社）、『ブラックペアン1988』『ブレイズメス1990』（以上、講談社）、『極北クレイマー』『極北ラプソディ』（以上、朝日新聞出版）などがある。

構成—— 東えりか

日本の医療 この人を見よ

「海堂ラボ」vol.1

（PHP新書794）

二〇一二年五月一日 第一版第一刷

著者——海堂 尊
発行者——小林成彦
発行所——株式会社PHP研究所
東京本部——〒102-8331 千代田区一番町21
新書出版部 ☎03-3239-6298（編集）
普及一部 ☎03-3239-6233（販売）
京都本部——〒601-8411 京都市南区西九条北ノ内町11
組版——アイムデザイン株式会社
装幀者——芦澤泰偉＋児崎雅淑
印刷所
製本所——図書印刷株式会社

落丁・乱丁本の場合は弊社制作管理部（☎03-3239-6226）へご連絡下さい。送料弊社負担にてお取り替えいたします。
ISBN978-4-569-79937-7

ＰＨＰ新書刊行にあたって

「繁栄を通じて平和と幸福を」（PEACE and HAPPINESS through PROSPERITY）の願いのもと、ＰＨＰ研究所が創設されて今年で五十周年を迎えます。その歩みは、日本人が先の戦争を乗り越え、並々ならぬ努力を続けて、今日の繁栄を築き上げてきた軌跡に重なります。

しかし、平和で豊かな生活を手にした現在、多くの日本人は、自分が何のために生きているのか、どのように生きていきたいのかを、見失いつつあるように思われます。そして、その間にも、日本国内や世界のみならず地球規模での大きな変化が日々生起し、解決すべき問題となって私たちのもとに押し寄せてきます。

このような時代に人生の確かな価値を見出し、生きる喜びに満ちあふれた社会を実現するために、いま何が求められているのでしょうか。それは、先達が培ってきた知恵を紡ぎ直すこと、その上で自分たち一人一人がおかれた現実と進むべき未来について丹念に考えていくこと以外にはありません。

その営みは、単なる知識に終わらない深い思索へ、そしてよく生きるための哲学への旅でもあります。弊所が創設五十周年を迎えましたのを機に、ＰＨＰ新書を創刊し、この新たな旅を読者と共に歩んでいきたいと思っています。多くの読者の共感と支援を心よりお願いいたします。

一九九六年十月

ＰＨＰ研究所